简明精神药理学

主　编　窦建军　刘德芳　刘力军
　　　　　田红梅　魏中华　穆喜术
　　　　　（排名次序不分前后）

副主编　苟汝红　石秀华　安　然
　　　　　苏秀茹　韩冬梅　张景彦
　　　　　张　微　柳宏宇　李　会
　　　　　卢淑兰　白景林　陈英光
　　　　　王　璇　高　杰
　　　　　（排名次序不分前后）

中医古籍出版社

图书在版编目（CIP）数据

简明精神药理学 / 窦建军等主编 . —北京：中医古籍出版社，2018.8
ISBN 978-7-5152-1676-8

Ⅰ.①简… Ⅱ.①窦… Ⅲ.①精神药理学 Ⅳ.① R964

中国版本图书馆 CIP 数据核字（2018）第 043396 号

简明精神药理学

窦建军等　主编

责任编辑　刘　婷
封面设计　艺点锦秀
出版发行　中医古籍出版社
社　　址　北京市东城区东直门内南小街 16 号（100700）
电　　话　010-64089446（总编室）010-64002949（发行部）
网　　址　www.zhongyiguji.com.cn
印　　刷　北京京都六环印刷厂
开　　本　710mm×1000mm　1/16
印　　张　13.5 印张
字　　数　245 千字
版　　次　2018 年 8 月第 1 版　2018 年 8 月第 1 次印刷
印　　数　0001 ～ 1500 册
书　　号　ISBN 978-7-5152-1676-8
定　　价　49.80 元

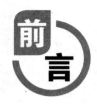

前言

　　目前，各种精神疾病依然主要通过药物进行治疗，无论是患者及家人，还是精神科医师，对精神药理学知识都有很大需求，本书在药理及临床应用方面做了较为详细的介绍，对国内外药物的新进展也做了相关描述。由于编写人员知识水平所限，书中难免存在不当之处，还希望读者给予批评指正。书中涉及的药物应在专业医生指导下进行使用。

目 录

第一章　总论···1

　第一节　关于精神药理学·································· 1

　第二节　精神药理学的发展历程························· 2

　第三节　精神药理学研究方法··························3

　第四节　药物效应动力学······························· 5

　第五节　药物代谢动力学······························· 17

　第六节　影响精神药物作用的因素····················· 25

第二章　抗精神病药物·································· 31

　第一节　分类·· 32

　第二节　药理作用及作用机制························· 34

　第三节　常用抗精神病药····························· 42

　第四节　抗精神病药的应用原则······················· 70

第三章　抗抑郁药·································· 72

　第一节　三环类抗抑郁药····························· 72

　第二节　选择性 5-HT 再摄取抑制药·················· 78

　第三节　5-HT$_{2A}$ 拮抗药及 5-HT 再摄取抑制药 ·············· 82

　第四节　选择性 NE 再摄取抑制药······················· 84

第五节　5-HT 和 NE 再摄取抑制药 ·················· 85

第六节　单胺氧化酶抑制剂 ·························· 86

第七节　NE 能与特异性 5-HT 抗抑郁药 ·············· 88

第八节　NE 与 DA 再摄取抑制药 ···················· 89

第九节　α_2- 拮抗和 5-HT$_2$、5-HT$_3$ 拮抗药 ·············· 89

第十节　抗抑郁药的应用原则 ······················ 90

第四章　心境稳定剂 ································ 92

第一节　锂盐 ···································· 93

第二节　抗癫痫药 ································ 95

第三节　第二代抗精神病药 ·························· 98

第四节　心境稳定剂的应用原则 ···················· 101

第五章　抗焦虑药和镇静安眠药 ···················· 103

第一节　苯二氮䓬类 ······························ 104

第二节　5-HT$_{1A}$ 受体激动药 ······················ 111

第三节　巴比妥类 ································ 112

第四节　其他类 ·································· 114

第五节　抗焦虑药和镇静催眠药的应用原则 ············ 116

第六章　抗癫痫药 ································ 117

第一节　乙内酰脲类 ······························ 118

第二节　亚胺二苯乙烯类 ·························· 120

第三节　琥珀酰亚胺类 ···························· 122

第四节　丙戊酸类 ································ 123

第五节　苯二氮䓬类 ······························ 125

第六节　巴比妥类 …………………………………………………… 128

第七节　GABA 活性增强药物 …………………………………… 131

第八节　其他类 …………………………………………………… 133

第九节　抗癫痫药的应用原则 …………………………………… 137

第七章　抗震颤麻痹药 …………………………………………… 139

第一节　拟多巴胺类药 …………………………………………… 140

第二节　中枢抗胆喊药 …………………………………………… 146

第三节　抗震颤麻痹药的应用原则 ……………………………… 149

第八章　抗多动症药 ……………………………………………… 151

第一节　精神兴奋药 ……………………………………………… 151

第二节　抗抑郁药 ………………………………………………… 156

第三节　α_2-肾上腺素受体激动药 …………………………… 157

第四节　多动症的用药原则 ……………………………………… 158

第九章　促认知药 ………………………………………………… 160

第一节　脑代谢改善药 …………………………………………… 161

第二节　胆碱功能改善药 ………………………………………… 165

第三节　脑循环功能改善药 ……………………………………… 170

第四节　脑供氧功能改善药 ……………………………………… 172

第五节　其他类药物 ……………………………………………… 174

第六节　促认知药的应用原则 …………………………………… 181

第十章　治疗精神活性物质依赖药物 …………………………… 182

第一节　治疗酒精依赖药物 ……………………………………… 185

第二节　治疗尼古丁依赖药物……………………………………190

第三节　治疗阿片类依赖药物……………………………………193

第四节　治疗精神兴奋药依赖药物………………………………198

第五节　治疗精神抑制药依赖药物………………………………202

第六节　治疗致幻剂依赖药物……………………………………204

第七节　治疗其他精神活性物质依赖药物………………………205

第一章 总 论

第一节 关于精神药理学

精神药理学是药理学的一个重要分支学科，是研究药物与机体，特别是中枢神经系统及其高级部位相互作用和作用规律的科学。凡对中枢神经系统具有较高亲和力，并能直接影响机体知觉、记忆、思维、行为和情绪等行为和心理活动过程的药物统称为精神药物。严格地讲，精神药物包括拟精神病药和精神治疗药物两部分，后者是精神药理学。广义的精神治疗药包括镇静催眠药、抗焦虑药、抗精神分裂症药、中枢兴奋药、抗癫痫药、抗震颤麻痹药和促大脑代谢及治疗痴呆等药。

精神药理学研究的内容主要包括精神药物效应动力学和精神药物代谢动力学。精神药效动力学研究精神药物对机体的作用及作用机制，即药物如何发挥治疗作用，以及毒副作用是如何产生的。精神药物代谢动力学研究药物在体内的吸收、分布、代谢和排泄及其变化规律，即机体对精神药物的处置过程。精神药理学的主要任务是探讨精神药物的作用机制和规律，以指导临床合理用药，并对精神疾病进行有效防治。其次是通过药物作用机制的研究，探讨精神障碍可能的病理机制，为新药研发和精神障碍病因学研究提供依据。

精神疾病是一类危害个人、家庭和社会的常见病。最为常见的五种精神疾患，依次为抑郁症、酒或药物依赖、恐怖症、强迫症和精神分裂症。1952 年第一个抗精神病药氯丙嗪问世，用于精神障碍的治疗并取得显著疗效，开创了精神障碍药物治疗的新纪元。大量临床实践证明，精神药物不但能够有效缓解精神症状，同时能够防止疾病复发，改善患者的社会功能、提高患者的生活质量，降低精神障碍的疾病负担。药物治疗成为治疗精神障碍，特别是重性精神障碍的最主要和最有效的手段。有关精神药物的作用机制、治疗作用及相关的临床理论与实践的学说不断地发展和丰富，从而形成了一门新的分支学科——精神药理学。精神药理学的理论原则主要为神经科学理论和药物药理学理论的有机结合。在神经科学方面，研究领域涉及药物对神经递质、受体、神经激素、神经信号传递及第二信使的作用与影响，并通过药物对精神障碍的治疗机制和对神经系统产生的效应验证精神障碍的生物学病理机制。在药理学方面，研究范畴包括药物本身的药代动力学、药效动力学、药物的临床用途与效应、合理用药、新药研发和临床研究等等。因此，精神药理学的研究范畴涉及多个学科，是一门神经科学与药物药理学和治疗学的相互渗透、相互交叉联系的学科。精神药理学是基础药理学和临床精神病学之间的桥梁学科，也是精神医学和药学之间的桥梁学科，为防治精神障碍、合理用药提供基本理论，在人类精神障碍的研究和治疗中发挥着日益重要的作用。

第二节　精神药理学的发展历程

Kraepelin 曾用药理心理学一词来描述作用与心理过程有关的各种药物。在此以前使用鸦片、古柯叶、大麻等影响精神活动的药物已有上千年的历史，由于精神病研究较晚，且长期受哲学思想影响和当时科学水平的限制，中世纪以来，精神病人被视为神鬼附体，被送进寺院用符咒驱鬼，甚至用烙铁烧灼等方法进行"治疗"。

19 世纪以后，自然科学如物理、化学有了很大进步。1806 年从鸦片中分离出吗啡，以后又出现了一些镇静催眠药，如溴剂、水合氯醛等，但总的进展仍较缓慢。

20 世纪初精神病的治疗有了较大发展，首先是精神病的躯体疗法，包括 1917 年用于治疗中枢神经梅毒的疟疾疗法，相继出现的胰岛素休克疗法，电休克疗法和精神外科疗法，为精神病的治疗掀开了崭新的一页。

20 世纪 50 年代精神药物得到长足发展。法国医生拉博里在研究麻醉剂和预防休克的过程中，发现异丙嗪有镇静和抗组胺作用，与其他药物一起可预防休克。1952 年合成了氯丙嗪，法国精神病科医生德莱和德尼克用氯丙嗪治疗高度兴奋躁动的精神病患者获得成功，发现氯丙嗪不仅可消除紧张、焦虑和控制兴奋，而且可以缓解幻觉、妄想等精神病性症状。1954 年又有报道利血平治疗精神病有效，之后又有多种抗精神病药问世。20 世纪 70 年代以氯氮平为代表的非典型抗精神病药的问世，可以说是精神药物发展史上的又一里程碑。其不但改善患者的阳性症状，而且对阴性症状、认知症状均有良好效果。20 世纪 70 年代发现脑中含有苯二氮䓬受体。这一发现不仅有助于寻找新的有效抗焦虑药，而且为研制特异性苯二氮䓬受体拮抗药提供了研究工具。对焦虑的产生和病因学研究也有重要意义。20 世纪 80 年代至今，有多种非典型抗精神病药问世，在临床广泛使用。

第三节　精神药理学研究方法

精神药理学的研究方法主要有三种，实验精神药理学研究方法、实验精神药物治疗学研究方法和临床精神药理学研究方法。

一、实验精神药理学研究方法

采用动物进行实验，在对某一种精神药物进行临床药理研究之前，即先做实验精神药理学研究，注重观察药物对实验动物是否具有影响精神活动的作用，探讨其药理作用、作用机制和毒性大小，确定其有效性和安全性。

二、实验精神药物治疗学研究方法

以病理模型动物作为实验对象，观察药物的治疗作用，为此经常采用灵长类动物产生拟精神疾病的精神病态，即精神病动物实验模型，观察药物对模拟精神病治疗作用的方法称之实验精神药物治疗学方法。

人们常通过生理学的方法，如剥夺睡眠和知觉，使受实验者产生剥夺状态而出现模拟精神病，或通过某些化学物质和生物碱使受试者发生各种感知综合障碍、幻觉、思维、情感及行为障碍，产生类精神病状态（主要是类精神分裂症状态）。产生精神障碍的物质有苯乙胺类衍生物、苯丙胺、吲哚类、大麻、吗啡、海洛因以及抗胆碱能药物等，统称为拟精神病药物。用拟精神病模型进行实验治疗学研究时，可根据其疗效、不良反应，进一步确定该药的精神药理作用，为临床试验治疗提供适应症、治疗剂量、有效性及安全性的依据。

三、临床精神药理学研究方法

临床精神药理学的研究对象是人，包括精神疾病患者和健康志愿者，通过在人体用药，研究精神药物的药动学和药效学。它与实验精神药理学、精神药物治疗学相结合的综合研究，对提高精神药物的疗效、安全性及药物评价具有重要意义。临床精神药理学的研究任务主要是阐明精神药物在人体内的作用规律和对药物的疗效及安全性做出评价。其内容包括新药药效与毒性、临床试验、药物代谢动力学与生物利用度、药物作用影响因素及药物相互作用等方面的研究，旨在指导临床合理用药。研究对象主要是新合成的及用于临床多年的精神药物。对前者主要是做出疗效及安全性的评价，对后者则是予以重新评价，确定是否仍具有临床应用价值。

第四节 药物效应动力学

药物效应动力学简称药效学，是研究药物对机体的作用、作用机制及作用规律的科学。即在药物与其细胞靶点作用的影响下，机体的生理功能、生化反应、病理形态等变化。现代的药物效应动力学最重要的任务是阐明药物引起机体反应的过程和机制，以及药物如何影响生命活动的分子机制，药效学对临床合理用药、避免或减少药物不良反应等具有重要的指导意义。

一、药物的基本作用

（一）基本表现

1. 药物的作用性质 根据药物效应的结果可将药物分为兴奋药和抑制药。应用药物后，凡能使功能增强的药物称为兴奋药；凡能使功能减弱的药物称为抑制药。影响精神系统药物主要通过中枢的兴奋和抑制作用达到治疗精神系统疾病的目的。

2. 适应性变化 机体随环境变化而发生相应变化的能力称为适应性，以此保持机体与环境的动态平衡。药物可通过增强或抑制机体适应性而达到防治疾病的目的。如免疫反应是机体适应环境的一种防御性反应，这种反应不足或过强都会使机体产生疾病，前者用免疫增强药治疗，后者用免疫抑制药治疗。

（二）选择性

当药物作用于机体时，若只对某些组织器官发生明显作用。而对其他组织器官作用很小或毫无作用，这种作用特异性称药物作用的选择性。如尼可刹米在治疗剂量时选择性兴奋延脑呼吸中枢产生中枢兴奋作用，而对其他组织和器官的作用很小。药物作用的选择性高，表明药物作用较单一，针对性较强，通常其药理活性也较高。药物作用的选择性低，表明药物作用部位较广泛，而且作用也较复杂。

（三）临床效果

药物作用于机体，既可产生有益的治疗作用，也可产生有害的不良反应。

1. 治疗作用　凡符合用药目的或能达到防治效果的作用称为治疗作用。根据治疗目的不同分为：

（1）对因治疗，即消除原发致病因子，彻底治疗疾病，也称为治本。

（2）对症治疗，即改善疾病症状，解除病人痛苦，也称为治标。一般认为对因治疗比对症治疗重要。但在某些紧急情况下如高热、休克时，对症治疗比对因治疗更为迫切而重要，因此在治疗过程中应标本兼顾。

2. 不良反应　凡不符合用药目的或给病人带来痛苦等不利的反应称为不良反应，包括以下几方面：

（1）副作用：指药物在治疗剂量时出现与治疗目的无关的作用。这是与治疗作用同时发生的药物的固有作用，可给病人带来不适或痛苦，但一般较轻微，可以恢复。产生副作用的原因是由于药物作用的选择性低，作用谱广所致。但可以预料，也可随治疗目的改变而改变。如氯丙嗪用于治疗精神病时，可产生口干、无汗、血压下降等副反应。选择性低的药物副反应多。副反应多为可预知和可恢复的功能性变化。

（2）毒性反应：由于剂量过大、用药时间过长或机体敏感性过高引起的，是药物使机体产生的病理变化和有害反应。毒性反应立即产生者称急性毒性，长期用药使药物在体内蓄积引起的毒性反应称为慢性毒性。急性毒性主要损害呼吸、循环及神经系统，如过量服用苯妥英钠引起共济失调、眼球震颤等。慢性毒性主要损害肝、肾、骨髓、内分泌系统等，如长期服用碳酸锂可引起甲状腺功能低下。毒性反应一般可预知，应避免发生。

（3）变态反应：又称过敏反应，是指少数过敏体质的人对个别药物产生的病理性免疫反应。与药物剂量大小无关，变态反应分为：①Ⅰ型（速发型）变态反应，又称过敏反应，如青霉素等；②Ⅱ型（细胞毒型）变态反应，如甲硝唑等；③Ⅲ型（免疫复合型）变态反应，如磺胺类等；④Ⅳ型（迟发型）变态反应，如抗真菌药等；⑤药热，如苯妥英钠、巴比妥类等；⑥药疹，如卡马西平、巴比妥类等。某些药物具有半抗原性，与机体蛋白结合成完全抗原。某些生物制品则是完全抗原。变态反应发生的严重程度与剂量无关或关系甚少。轻者出现皮疹、发热等。重者可致肝、肾功能损害，造血功能抑制、休克等。可能只出现一种变态反应症状，也可能多种症状同时出现，停药后症状逐渐消失，再用药时症状可能再次出现。药物的代谢物及制剂中的杂质均可能为致敏物质。

（4）后遗效应：指停药后血浆药物浓度已降至阈浓度以下时残存的药物效应。如服用长效巴比妥类催眠后，次日晨引起短暂的头晕、困倦、精神不振等现象。

（5）继发反应：药物发挥治疗作用后的不良后果，继发于药物治疗作用之后的一种不良反应，故又称为治疗矛盾。

（6）特异质反应：由于先天性遗传异常所致的难以预测的药物不良反应。指少数病人对某些药物特别敏感，产生与一般人作用性质不同的损害反应，其反应与药物的固有药理作用基本一致，严重程度与剂量成正比，应用药理性拮抗药物救治可能有效。

（7）致畸作用：指某些药物能影响胚胎的正常发育而引起畸胎。如妊娠期服用抗癫痫药物可能致短鼻、低鼻梁等畸形，常发生于妊娠头 20 天至 3 个月内，故在怀孕的头 3 个月内，非紧急需要，尽量不用药物。

（8）致突变与致癌作用：致突变作用是指某些药物可使一个或多个脱氧核糖核苷酸的构成、复制或表型功能的异常变化；致癌作用是指某些药物长期应用后使癌基因激活与表达而抑癌基因失活或丢失，使机体产生肿瘤，是一种严重的不良反应。突变和癌变有密切关系，已知的致突变药物中 90% 有致癌性。

（四）药物剂量——效应关系

药物剂量与效应的关系简称量——效关系，指药物在一定范围内随剂量增大作用强度增加。若药物剂量太小、机体不产生任何效应为无效量；当剂量达到一定阈值时开始生效为最小有效量（阈剂量）；能引起最大效应而不发生中毒的剂量，称为最大治疗量亦称极量；若刚出现中毒反应剂量称为最小中毒量；中毒逐渐加剧，能引起死亡的剂量称致死量。临床为保证药物作用安全有效应用的剂量通常比最小有效量大，比极量小，即常用量。一般情况下治疗量不应超过极量。

1.效价（强度）和效能　效价表示药物达到一定效应时所需要的

剂量。而效能表示药物最大效应。效价与效能之间不一定有关系。

2. 药物安全性 药物的安全性可用安全范围（即最小有效量和最小中毒量之间的距离）的大小来衡量。评定药物的安全性大小可用治疗指数表示，即动物的半数致死量（LD50）与半数治疗量（ED50）之比，比值越大越安全。

二、药物作用机制

（一）受体的作用机制

人们对于脑的正常功能和机制实际上所知甚少，至于精神疾病患者究竟有没有脑组织的结构异常或生理生化的变化，更是疑问。所以，对精神药物作用机制的研究，有助于澄清上述问题。近年来，由于神经生化、放射免疫受体分析等技术的飞跃发展，为发现和了解中枢神经系统中受体和配基（神经递质、自身活性物质等）及其生理和病理生理机制提供了有益的手段，同时也促进了精神药物作用机制的深入了解，并为临床合理用药、提高疗效、减少不良反应提供了理论依据。

1. 受体 自 1878 年 Langley 提出药物与受体物质结合而起作用的学说以来，数以百计的受体蛋白已被克隆，其分子结构和功能基本清楚。受体是存在于细胞膜上或细胞内的一种大分子物质，其某个部位的构象具有高度选择性，能正确识别内源性递质、激素、自身活性物质或结构特异的药物，并转化为生命信号，激活中介机制，引起一系列生理生化效应。从分子水平阐明生命现象的生理和病理过程，是解释药物的药理作用、作用机制、药物分子结构和效应之间关系的一种基本理论。

2. 受体作用的特点 由于受体的结构、数量和分布不同，当与药物结合产生作用时形成了一些基本特点。

（1）高度的特异性：受体能准确识别并与其相适应的底物（药物、激素和神经递质等）结合，从而产生特定的生理效应，故具有很强的特异性。

（2）高度的敏感性：有些药物与受体结合，引起明显的生理效应。这一高度生理活性是由极微量的药物－受体复合物激活的一系列生物化学反应而完成的，故具有很高的敏感性。

（3）受体占领有饱和性：任何一种受体与药物结合，能引起效应受体的数目是有限的，且体内有特定的分布点，当体内药物与受体结合达一定量后，再增加药物的量，效应却不增加，出现饱和现象。

（4）药物与受体结合的可逆性：药物与受体结合形成的复合物不仅可解离，而且解离下来的并非代谢产物而是药物的原形，受体是原有状态，故药物与受体的结合是可逆的。

3. 受体与药物结合　受体上只有某些基团能与药物结合，这些结合部位称为受点。多数药物与受体上的受点结合是通过分子间的吸引力（范德华力）、离子键、氢键等形成药物受体复合物，由于这些键引力不大，容易解离，故作用短暂。少数药物通过共价键与受体结合形成复合物，由于共价键结合牢固，不易解离，故作用持久。药物与受体结合后引起生理效应，必须具备亲和力和内在活性。

（1）亲和力：指药物与受体结合的能力，作用性质相同的药物相比较，亲和力越大作用越强。

（2）内在活性：也称效应力，指药物与受体结合后引起受体激动产生的效应的能力。根据药物与受体结合后产生的效应，将结合的药物可分成两种类型：

①激动药或称兴奋药，指既有较强的亲和力，又有较强的内在活性药物，这些药与受体结合激动该受体而产生的效应。根据内在活动

的不同，激动药又分为完全激动药和部分激动药。

完全激动药是指与受体结合后产生较强的激动效应的激动药，如溴隐亭激动多巴胺受体治疗震颤麻痹。

部分激动药指与受体有较强的亲和力，但内在活性弱，其单独应用时产生较弱的激动效应的激动药。若与完全激动药合用，二药浓度均很低时，部分激动药发挥激动效应，并随其浓度增大而增强；当达一定浓度后，则表现出与竞争拮抗药相似的拮抗激动药的作用，使同浓度激动药的量效曲线下移，须增大浓度才能达到最大效应。

反相激动药又称负性拮抗药是指与受体结合后可引起受体的结构向非激活状态方向转变，不仅可以拮抗激动药的药理作用，还引起与激动药相反的药理作用药物。

②拮抗药或称阻滞（断）药，指具有较强的亲和力，而无内在活性的药物。这些药物与受体结合后不能产生该受体兴奋的效应，却拮抗该受体激动药兴奋该受体的作用。如氯丙嗪与多巴胺受体结合后，拮抗多巴胺的作用。拮抗药按其作用性质可分为竞争性和非竞争性两类。

竞争性拮抗药与激动药竞争同一受体，并拮抗激动药的作用，且其拮抗作用随激动药浓度增大而逆转，此时激动药仍可达到其单用时相同的最大效应，故拮抗作用是可逆的。可用拮抗参数（pA_2）表示竞争性拮抗药的作用强度，其表示当激动药与拮抗药并用时，拮抗药使加倍（x_2）浓度 $[A_2]$ 的激动药仅产生引起原浓度激动药的反应水平，该拮抗药的摩尔浓度的负对数值为 pA_2。PA_2 越大，拮抗作用越强。当一定量的拮抗药存在时，再测定激动药的累计浓度所得到的效应曲线，可见量效曲线平行右移。

非竞争性拮抗药与激动药合用时，使亲和力和内在活性均降低，拮抗激动药的作用。但激动药不断提高浓度仍不能达到对其单独使用时相同的最大效应。当一定量的非竞争性拮抗药存在时，再测定激动药的累计浓度效应曲线，可见量效曲线下移，最大效应减弱。

4. 受体的调节　受体调节指受体与配体作用后，使受体的数目和亲和力发生变化的现象。产生这种变化的原因是细胞和受体蛋白都在不断更新，其合成和降解速率及生理病理情况的改变，都会影响受体的数目或构象。受体调节可分为以下情况：

（1）向下调节：长期使用激动药或受体周围的生物活性物质浓度高，产生强而持久的激动作用时，可使受体的数量减少，称为向下调节或衰减性调节。表现为该受体对药物的敏感性降低，出现耐受现象。

（2）向上调节：长期应用拮抗药或受体周围的生物活性物质浓度低，产生强而持久的阻滞作用时，可使受体的数目增加，称为向上调节或上增性调节。表现为该受体对药物的敏感性增加。

（3）同种调节和异种调节：配体作用于特异受体，使该受体数量和亲和力发生变化，称同种调节，如异丙肾上腺素导致 β–肾上腺素受体结合容量下降，表皮生长因子引起 EGF 受体减少。若配体作用于特异受体，而对另一种配体的受体产生调节，称异种调节，如 β 肾上腺素受体可被甲状腺素、糖皮质激素和性激素所调节。同种调节和异种调节的最终结果仍然是使受体产生耐受或增敏。

5. 中枢神经系统受体的分类　神经元受体具有多种类型，同一种神经元受体可根据其分布部位不同、与高选择性配体结合亲和力特性不同、与神经递质结合后细胞内信息转导特性不同，以及分子克隆获得的多种克隆可区分为多种受体类型。如乙酰胆碱受体，根据分布的部位不同可区分为烟碱样乙酰胆碱受体（N-AchR）及毒蕈碱样乙酰胆碱受体（M-AchR）两大类，N-AchR 根据分布在中枢神经系统及骨骼和神经节等不同部位可分为中枢及外周 N-AchR。而中枢 M-AchR，根据分子克隆获得 M_1、M_2、M_3、M_4、M_5 五种类型。又如根据受体接受神经递质信号传递后，通过对第二信使等信号转导的影响，可区分受体类型，如多巴胺受体中的 DA_1 受体其激动药使 cAMP 形成增加，而 DA2 受体激动药可使 cAMP 形成减少。受体不同类型的选择性配体，不仅在区分受体类型上有理论意义，而且往往高选择性配体可以是一个临床上应用的药物。

（1）乙酰胆碱与乙酰胆碱受体：乙酰胆碱（Ach）既是外周神经系统的神经递质，又是中枢神经系统的神经递质。众所周知，外周的 Ach 受体由于对激动药和拮抗药的敏感性的不同，可分为毒蕈碱型乙酰胆碱受体（M- 受体）及烟碱型乙酰胆碱受体（N- 受体）。中枢神经系统内也存在有 M- 受体和 N- 受体。大脑皮质锥体细胞以 M- 受体为主，脊髓细胞以 N- 受体为主，其他中枢部位的细胞为混合型。中枢神经系统内 Ach 的功能较复杂，其中包括感觉、运动、学习和记忆等。感觉特异投射系统的三级神经元中的第三级是胆碱神经。黑质、纹状体有胆碱神经分布，与多巴胺神经一起对锥体外系的功能活动起协调作用。Ach 兴奋锥体外系功能，相反，DA 抑制锥体外系的功能，两者相互制约，如震颤麻痹，由于黑质—纹状体内 DA 神经受损，DA 神经功能下降，Ach 神经功能相对占优势，而呈特定的临床症状。隔区、海马、边缘叶的胆碱能系统的功能可能与学习、记忆活动有关。

Ach 对中枢的影响似以兴奋为主。如戊巴比妥等中枢抑制药物抑制中枢活动时，Ach 释放减少。而以戊四唑或电击引起动物惊厥时，脑内有大量 Ach 释放。Ach 在维持动物清醒状态中可能起重要作用，它可使动物脑电活动呈低幅快波，而抗胆碱药则能对抗之，呈现高幅慢波。此外，Ach 在调节摄食、饮水、体温方面也有一定作用。

（2）去甲肾上腺素及肾上腺素与去甲肾上腺受体及肾上腺素受体：去甲肾上腺素和 DA 在中枢神经系统含量较多，肾上腺素在哺乳动物脑内含量较少，约为 NE 的 10%，其生理功能近似 NE。

外周肾上腺素受体分为 α 和 β 两类，中枢也如此。α- 肾上腺素受体又分为 $α_1$ 和 $α_2$ 二种亚型，前者位于突触后膜，后者在突触前、后膜均有。中枢神经系统内的 NE 神经元的胞体主要集中在桥脑和延脑，由此发出上行和下行纤维支配前脑和脊髓。上行纤维到达同侧前脑，分为腹、背两束，腹束主要支配丘脑下部、边缘系统和嗅脑等古老的结构，而背束则主要支配大脑皮质等较新的结构。下行纤维主要支配对侧脊髓。背束部分可能是网状结构上行激活系统的组成部分，与意识有关，参与维持清醒状态。腹束部分的功能可能与饮食、生殖和感情有关。

（3）多巴胺与多巴胺受体：中枢神经系统内的 DA 除是合成 NE 的前体外，还是一种重要神经递质，主要集中于黑质—纹状体系统。中枢神经系统中存在着特异的 DA 受体，DA 神经元在中枢神经系统的分配较局限，其胞体主要集中在中脑。其通路有三：

①黑质—纹状体通路。由 A8 和 A9 的细胞群组成。它是脑内比较古老的结构，其主要功能一方面影响行为，被刺激后可引起好奇、探究和觅食等行为的改变；另一方面影响运动，人类对锥体外系功能有调节作用。DA 作为抑制性递质对脊髓前角运动神经元起抑制作用。与 Ach 等共同调节锥体外系的生理功能。

②中脑—边缘系统及中脑—皮质 DA 神经通路。该通路与人的精神活动、情绪和情感等有关。吩噻嗪类主要通过阻断该处 DA 受体起治疗作用。

③结节—漏斗通路。该通路的生理功能是调节垂体的内分泌。如

DA 可以抑制催乳素的释放，促进性激素、生长激素、促皮质激素和抗利尿激素的释放。

（4）5-羟色胺与 5-羟色胺受体：5-羟色胺（5-HT）在哺乳动物体内分布广泛，中枢神经系统内的含量虽仅为外周组织含量的 1% 左右，但却是脑组织中最重要的神经递质之一，其对感觉、运动、睡眠、体温、内分泌、性功能、情感和情绪等多种生理功能具有调节作用：在不同脑区 5-HT 作用不同，如对脑干和脊髓有兴奋作用，对前脑神经元主要起抑制作用。

（5）γ-氨基丁酸与 γ-氨基丁酸受体：γ-氨基丁酸（GABA）是哺乳类动物脑内抑制性神经递质。大部分 GABA 神经元是中间神经元，其树突终止于近距胞体，对脑内神经元的活动起着局部调节作用。根据 GABA 突触在细胞上的部位不同，GABA 调节着两种不同的突触性抑制，即突触前抑制和突触后抑制。GABA 的这种作用是由于它引起膜的去极化或超极化所致，其引起去极化或超极化主要取决于实际膜电位（Em）和氯离子平衡电位（ECL-）之差，如果 ECL- 平衡电位比 Em 更负，GABA 将使 CL- 通道开放，由于细胞外 CL- 浓度远远超过细胞内，CL- 顺浓度差内流，引起膜超极化，产生突触后抑制。当 Em=ECL- 时，CL- 的跨膜运动将暂停，膜电位趋于停留在静止水平，而当 ECL- 比膜电位更正时，GABA 使 CL- 通道开放，CL- 由细胞内外流，引起膜去极化，形成突触前抑制。

在上述两种情况下，GABA 诱发的膜对 CL- 通透性的改变，将影响膜对具有兴奋作用的 Na+ 通过细胞的作用，使 Na+ 的流动不能将膜电位降至引起去极化的临界水平，从而不能诱发动作电位，故神经冲动传导受阻。所以不管 GABA 引起的膜超极化或去极化，其引起的反应总是抑制性。

6. 第二信使系统介导的信号转导　随着受体作用原理的深入研究，分子生物学的飞速发展，大量的受体被克隆，根据受体分子结构和功能的不同，可将受体分为 G 蛋白偶联受体、配体门控离子通道、酶活性受体和核内受体四大类。

细胞外信号的传递物质通过受体、离子通道等信号接受体系，将信号经过细胞内多级转导过程，逐级放大，并传向细胞工作装置产生功能变化，细胞内信号传导系统的正常运行才能保证机体各种细胞功能的发挥和协调有序。

（二）非受体作用机制

除了一部分药物与受体结合产生作用外，还有不少药物是通过其他途径引起细胞功能的变化而产生作用。

1. 影响酶的活性　酶几乎参与所有的生命机能，且极易受到各种因素的影响，如：

（1）抑制酶的活性，即通过抑制酶活性而产生作用，如他克林抑制中枢胆碱酯酶而提高中枢 Ach 的含量，治疗老年性痴呆。

（2）激活酶的活性，即通过激活酶活性而产生作用，如吡拉西坦增加腺苷酸激酶活性提高脑中 ATP/ADP 比值，起到治疗各种原因引起的脑部疾病，改善记忆。

2. 影响离子通道　细胞膜上存在着药物直接作用的离子通道（除受体操纵者外），控制 Na^+、Ca^{2+}、K^+、Cl^- 等离子跨膜转运，影响细胞功能。如苯妥英钠抑制 Na^+ 内流控制脑内病灶异常放电的传播而治疗癫痫，又如尼莫地平通过抑制 Ca^{2+} 内流而扩张血管，可治疗血管性痴呆。

3. 影响转运　许多生理物质如神经递质、激素、代谢物、内在活性物质及无机离子等经常在体内转运，干扰这一环节可产生明显的药理效应。如碳酸锂促进脑内突触前膜对单胺类化合物的重摄取，使突触间隙内的单胺类化合物减少，治疗躁狂症。

4. 导入基因 指通过基因转移方式将正常基因或其他有功能的基因导人体内，并使之表达以获得疗效。

第五节 药物代谢动力学

药物代谢动力学简称药动学，主要研究药物的体内过程及体内药物浓度随时间变化的规律。前者是机体对药物的处置过程，可概括为药物的转运（吸收、分布、排泄）和转化（代谢）；后者是研究药物在体内转运和转化的动力学（速率）规律，并以数学公式和图表示之。药物在体内虽然不一定集中分布于靶器官，但在分布达平衡后，其药理效应与药物血浆浓度相关。

一、药物的体内过程

（一）药物的吸收

药物从给药部位进入血液循环的过程称吸收。吸收的程度和速度直接影响药物的血浆浓度，能够决定和影响精神药物吸收程度和速度的主要因素有：

1. 给药途径 常用的给药途径有口服、静脉注射、肌内注射、舌下、直肠、吸入、皮肤、皮下注射等。静脉给药，药物直接进入血液循环，无吸收过程，除静脉注射外，其他给药途径均通过吸收过程才能进人血液循环。吸收快慢顺序为：吸入＞舌下＞直肠＞肌内注射＞皮下注射＞口服＞皮肤。皮下或肌内注射是通过毛细血管壁吸收，毛细血管壁的细胞间隙较宽大，一般药物都可顺利通过，吸收快而完全。口服则先要通过胃肠黏膜。药物在胃肠道吸收的途径主要是通过毛细血管后，进入肝门静脉，而有些药物在首次通过肝脏的过程中，相当大一部分被肠黏膜和（或）肝脏代谢灭活，使进入体循环的药量减少，称为首过效应或第一关卡效应。首关效应明显的药物绝对生物利用度低，作用部位的药物达不到有效浓度。加大给药剂量可达到有效浓度，但药物代谢物明显增多，会产生代谢物的毒性反应。因此，口服的效果往往不如非胃肠道给药。例如，口服氯丙嗪后，血药浓度只有肌内注射同等剂量的1/3。舌下含服、肛门灌肠（如水合氯醛）或栓剂，其吸收途径不经过肝门静脉，药物不被灭活，作用发生也较快。肺泡上皮表面积很大，吸收挥发性药物或气体非常迅速。

2. 药物的理化性质 大部分药物通过被动扩散的方式吸收，药物的理化性质尤以脂溶性是决定这一被动扩散过程的重要因素。常用药物多属弱酸或弱碱性化合物，其脂溶性与药物的解离度有关。一般来说，弱酸性药物在酸性环境中解离度低，分子型比例高，因而脂溶性高，容易跨膜转运而被吸收。同理，弱碱性药物在碱性环境中解离度低，易被吸收。虽然弱酸性药物可在胃中吸收，但大部分仍在肠中吸收，这是由于肠道有大量突起的绒毛，可供药物吸收面积达 $200m^2$，肠蠕动较胃快、血流量大以及在肠中溶解较好等原因所致。

（二）药物的分布

药物进入血液循环后，通过各种生物屏障由血液转运至各组织和器官的过程称分布。而精神系统药物一般脂溶性高，在中枢神经系统浓度高。影响药物分布的主要因素有：

1. 血浆蛋白结合率 多数药物在血浆中可与血浆蛋白发生可逆性结合而形成结合型药物。结合型药物与未结合的游离型药物同时存在于血液中。结合型药物浓度占总药物浓度的百分率为蛋白结合率。当血中游离型药物减少时，结合型药物可转变成游离型，恢复药理活性。

结合型因分子增大，难分布到组织中，成为暂时贮库，故蛋白结合率高的药物在体内的消除速度慢，作用维持时间长，如地西泮血浆蛋白结合率 99%，半衰期 20 ～ 70 小时。血浆蛋白量是有限的，药物与血浆蛋白结合特异性低，若同时服用两个与血浆蛋白结合率高，且与同一蛋白结合的药物时，则产生竞争置换现象，即与血浆蛋白结合疏松的药物被与血浆蛋白结合紧密的药物取代，使血浆游离型药物浓度增加，药物作用增强或产生毒性。某些病理状态（如慢性肾炎、肝硬化）因血浆蛋白量减少，使游离型药物增加，作用或毒性增加。

2. 体液 pH 药物在组织内的分布与药物的理化性质和细胞的内外环境有关。血液和细胞间液的 pH 为 7.4，细胞内液 pH 为 7.0。弱酸性药在细胞外解离型多，不易进入细胞内，弱碱性药则较易分布到细胞内。根据这一原理，弱酸性药物苯巴比妥中毒时用碳酸氢钠碱化血液和尿液可使脑细胞中药物向血浆中转移并加速自尿排泄。

3. 体内屏障 体内某些部位组织结构的特殊性，对不少药物的转运产生屏障作用，影响药物的分布，与精神药物密切相关的体内屏障为血脑屏障。血脑屏障是血 - 脑、血 - 脑脊液及脑脊液 - 脑三种屏障的总称，主要是前二者起屏障作用。脑毛细血管内皮细胞间紧密联接，基底膜外还有一层星状细胞包围，药物较难进入脑脊液，这是大脑自我保护机制。药物转运以主动转运和脂溶扩散为主，大多数精神药物脂溶性高，脂溶性药物以简单扩散的方式通过血脑屏障，如苯二氮䓬类镇静催眠药等。部分药物以主动转运的方式通过血脑屏障，如吗啡等。脑组织出现炎症时血脑屏障通透性增高。如脑膜炎患者可使用青霉素治疗。

（三）药物的代谢

药物在体内吸收、分布的同时，常伴随着化学结构的改变，称为代谢。大多数药物在肝脏生物转化后，失去药理活性，并转化为水溶性代谢物而利于排出体外，但少数药物的代谢产物仍有活性，如地西泮代谢产物去甲地西泮、去甲羟基地西泮，丙咪嗪代谢产物去甲丙咪嗪等。

药物的生物转化分两步进行，第一步为氧化、还原或水解反应，称Ⅰ相反应；第二步为结合反应，称Ⅱ相反应。第一步反应使多数药物灭活，但有少数例外，反而活化，如左旋多巴需在脑内转化为多巴胺才有抗震颤麻痹作用。第二步与体内物质结合使药物活性降低或灭活，并使极性增加。各种药物在体内转化过程不同，有的只经一步转化，有的完全不转化，以原型自肾排出，有的经多步转化生成多个代谢产物。

1. 药物生物转化的重要酶系

（1）肝微粒体混合功能氧化酶，其中有氧化酶、还原酶、水解酶和结合酶，存在于肝细胞的内质网上，又称肝药酶，为一类非专一性酶，与多种药物的多种转化过程有密切关系，是促进药物代谢的主要酶系。该系统中主要的酶为细胞色素 P450。细胞色素 P450 为一类亚铁血红素 - 硫醇盐蛋白的超家族，是微粒体中催化药物代谢反应的活性成分，结构与血红蛋白相似。由于该家族成员与 CO 结合后其主吸收峰在 450nm 处，故名细胞色素 P450。

（2）非微粒体酶，包括存在于线粒体、细胞浆和血浆中的多种酶系，其代谢水溶性较高、脂溶性较低的药物和体内固有的物质，如单胺氧化酶只转化单胺类药物，为专一性酶。

2. 影响肝药酶的因素 由于肝药酶系统活性有限，个体差异大，除先天性差异外，年龄、营养状态、疾病等均可影响其活性，而且极易受药物的诱导和抑制。

（1）药酶诱导剂：一些药物能增加肝药酶合成或活性，促进自身及同用药物的代谢，称酶的诱导，又称酶促，常见的药酶诱导剂有苯巴比妥、水合氯醛、格鲁米特（导眠能）、甲丙氨酯（眠而通）、苯妥英钠、扑米酮、卡马西平等。酶诱导剂使受影响药物的作用减弱，作用时间缩短，也使其自身代谢加快，药效降低。如与卡马西平合用，血液中苯妥英钠、丙戊酸钠和苯二氮䓬类浓度会降低。癫痫患儿长期服用苯巴比妥与苯妥英钠易出现佝偻病，因为二药均有药酶诱导作用，提高维生素 D 的代谢率，影响钙的吸收，因此应注意补充维生素 D。

（2）药酶抑制剂：能使肝药酶活性或含量减少的药物称药酶抑制剂。又称酶抑。药酶抑制剂使同用药物的代谢减少，加强或延长其作用，常见药物有派醋甲酯、三环类抑郁药、吩噻嗪类药物等，如派醋甲酯与三环类抑郁药合用后，后者血药浓度升高，抗抑郁作用加强，甚至引起中毒。

（四）药物的排泄

药物的排泄是指药物以原形或其代谢产物通过排泄器官或分泌腺体排出体外的过程。肾脏为药物排泄的主要器官，其次为胆、肠道、肺、汗腺、乳腺、唾液腺等。挥发性药物主要从呼吸道排出体外。影响药物排泄的主要因素有：

1. 尿液 pH　游离型药物能通过肾小球过滤进入肾小管，而排出体外。药物重吸收的速率与药物的脂溶性有关，脂溶性大的药物重吸收速率高。尿液 pH 降低时，碱性药物解离度增高，脂溶性降低，重吸收减少。酸性药物则相反。

2. 肝肠循环　药物可自肝经胆汁排泄，到达小肠后游离药物经肠壁被重吸收过程，称为肝肠循环，肝肠循环的临床意义视胆汁药物排泄量而定，当胆汁药物排泄量较大时，进入肝肠循环的药量和药物肝肠循环的次数均增加，使药物的排泄速率减慢，半衰期和作用时间延长。若阻断药物肝肠循环，其半衰期和作用时间均缩短。

3. 其他 药物还可从乳汁、唾液、泪液、汗液等途径排泄。这些途径药物排泄量很少。脂溶性药物以被动扩散的方式通过腺体上皮细胞至乳汁、唾液中等，再随乳汁、唾液等排出体外。排泄速率与pH值、分子量大小有关。有些药物也可通过主动转运的方式分泌至腺体导管内，并可被重吸收进入血液。药物的唾液浓度与血浆中游离药物浓度相近，测定唾液药物浓度对临床合理用药更具指导意义。乳汁呈酸性，弱碱性药物乳汁浓度高于血浆浓度。弱酸性药物则相反。哺乳期妇女用药，药物会随乳汁进入婴幼儿体内，影响婴幼儿的生长发育。影响婴幼儿的生长发育。麻醉药等挥发性药物可经肺随呼吸排出体外。

二、临床药学的基本概念

（一）时 – 量曲线

时 – 量关系是指血装药物浓度随时间的推移而发生变化的规律，通常以血浆药物浓度为纵坐标，以时间为横坐标作图，即为时 – 量曲线。整体动物一次血管外给药的时 – 量曲线。从曲线可以看出血药浓度的变化，判断疗效和毒副反应。血药浓度过低，不能达到治疗目的；血药浓度过高，又将出现不良反应。血药浓度应维持在最低有效浓度（MEC）和最低中毒浓度（MTC）之间，才能取得预期效果。

（二）生物利用度

是指血管外给药时，制剂中的药物被吸收进入体循环的程度和速度，用 F 表示 F=A/Dx100%，D 为服药剂量，A 为进入体循环的药量。口服绝对生物利用度 F=（口服等量药物后 AUC/ 静注定量药物后 AUC）x100%。由于药物剂型不同，口服吸收率不同，故以某一制剂为标准，与受试药比较，称为相对生物利用度，既 F=（受试药 AUC/标准药 AUC）x100%。生物利用度还反映药物吸收速度对药效的影响。

（三）表观分布容积（Vd）

表观分布容积是指体内药物按血浆中同样浓度分布时所需的体液总容积，Vd=A（体内药物总量）/C（血药浓度）（单位为 L 或 L/kg）。

它是理论上或计算上所得的药物占有体液容积，而并非药物在体内真正占有的体液容积，故称"表观"分布容积。利用它可对药物在体内分布的情况做出推测，反映药物分布的广泛程度或药物与组织成分的结合程度：如 Vd 为 5L 者（恰与血浆的容量相似）则表示药物基本分布于血浆；如为 10～20L（恰与细胞外液的容量相似）则表示药物分布于细胞外液；如为 40L 者（恰与细胞内、外液的容量相似），则表示药物分布于全身体液；如为 100L 以上者则表示药物集中分布于某一器官（因 Vd 值远远大于体液总量）。

利用 Vd 数值可以从血药浓度计算出机体内的药物总量或者要求达到某一血浆有效浓度时所需的药物剂量。

（四）半衰期（半衰期）

半衰期通常指消除半衰期，即药物在体内消除一半所需的时间，或者血药浓度下降一半所需的时间，是表示药物消除速度的快慢，只有当药物的吸收和分布远快于消除的情况下，消除半衰期才能比较准确地衡量体内药物消除的速率。对于有些缓释制剂的半衰期延长，不应看成是药物清除的减慢，而是由于长时间的吸收影响了表观的半衰期，实际上药物的清除率并没有改变。绝大多数药物的消除属一级动力学消除，半衰期有固定的数值，不因血药浓度的高低而改变。临床上为使血药浓度保持在有效浓度以上，而又不出现中毒，可根据半衰期来确定给药间隔时间，也可用半衰期来预测连续给药后达到稳态血药浓度的时间。

（五）清除率（CL）

清除率是肝、肾等对药物消除率的总和，即单位时间内多少容积血浆中的药物被消除干净，单位用 L.h 或按体重计算 L.kg.h。CL 反映肝和（或）肾功能，在肝和（或）肾功能不足时 CL 值会下降，因为 CL 是肝肾等消除能力的总和。肝清除率小的药物，首过消除少，其口服生物利用度大，但易受肝功能、血浆蛋白结合率及肝药酶诱导药或抑制药的影响。肝清除率大的药物，首过消除多，其口服生物利用度小。自肾排泄多的药物易受肾功能的影响，自肾排泄少的药物易受肝功能影响。据此肝或肾功能不足的病人宜适当调整剂量。以零级消除动力学的药物，消除速度（RE）以恒速消除，不随 Cp（当时的血浆药物浓度）下降而改变，故 CL 值不固定，与 Cp 成反比。

（六）药物消除

药物消除是指进入血液循环的药物不断衰减的过程。在药代动力学中，药物消除过程中血药浓度衰减的规律可用简单的数学公式表示如下：$dc/dt=-kC^n$。C 为血药浓度，k 为常数，t 为时间。式中 $n=1$ 时为一级动力学消除，$n=0$ 时为零级动力学消除。

1. 一级动力学消除　又称恒比消除，指单位时间内药物消除量之比是恒定的，是在机体消除能力以内的消除。当血药浓度愈高，单位时间内消除药量愈多，当血药浓度降低后，药物消除速率也按比例下降。

2. 零级消除动力学　又称恒量消除，以主动转运、易化扩散方式进行，指单位时间内血药浓度按恒定消除速度消除，是超过机体消除能力以内的消除，因此，与血药浓度无关。

（七）多次给药的时 – 量曲线

临床治疗常需连续给药以维持有效血药浓度。若每隔1个半衰期给药1次，经4～6个半衰期后，体内药量可达到稳态血药浓度，也称坪值，此时给药速度（RA）与消除速度（RE）相等。

（八）房室模型

是将机体看成一个系统，根据药物在体内转运或转化的速率，将该系统分成若干个房室，以便建立相应的数学公式，以求得一系列的药动学参数。

1. 一室模型　假设机体由一个房室组成，药物在其中转运迅速，瞬间均匀分布到整个房室，并以一定速度从该室消除。虽然其消除通过分布、代谢和排泄三种方式，但血药浓度的衰减速率始终一致，将血药浓度的对数与时间作图为一直线。

2. 二室模型　假设机体由中央室和周边室组成，中央室包括血浆及那些血流量多并迅速与血液中药物达平衡的器官，周边室包括血流量少且不能立即与血液中药物达平衡的器官。静脉注射后，药物立即分布到中央室，然后再慢慢分布到周边室，故时 – 量（对数标尺）关系并非直线，而是一条由无数区段组成的连续弧线，可分为分布相及消除相两个指数衰减区段。

第六节　影响精神药物作用的因素

使用精神药物治疗精神疾病，首先要对每种精神疾病及各种精神症状有深刻的认识；其次要熟练掌握各种精神药物的可能的作用机制；此外还要了解各种影响精神药物效应的因素。药物的作用主要取决于到达作用部位的药物浓度和作用部位对药物的敏感性。而个体之间存有先天和后天的个体差异，如年龄、性别、身体状况、文化背景、治疗环境等。这些差异将有可能影响个体间的药物治疗结果。

一、药物的影响因素

（一）给药剂量

指每次给药的分量或每天给药量。给药剂量不同，对机体的作用强度也不相同，低于阈剂量时，不产生任何效应，但随着剂量的增加，作用逐渐加大，若超过极量时会产生毒性反应。如巴比妥类药物随剂量的增加表现为镇静、催眠、抗惊厥、抗癫痫、麻醉等作用，剂量过大出现呼吸抑制而死亡。

（二）给药途径和剂型

不同的给药途径不仅影响药物的吸收、分布、代谢和排泄，还会产生不同的作用，不同的药物剂型尽管含药量相同，达到有效血药浓度的时间、维持时间不同。为满足临床需要，出现了一些新剂型。缓释剂、控释剂、靶向制剂等控制药物的释放速度、方式和分布的方向，明显提高药物的疗效，减少药物的不良反应。

（三）联合用药及药物的相互作用

联合用药指两种和两种以上药物同时或先后应用。其目的是利用药物的协同作用增加药物的疗效或利用其拮抗作用减少其不良反应。

药物的相互作用既可发生于体内，也可发生在体外。体外相互作用主要是由于药物相互配伍时发生的如沉淀、变色、混浊等理化反应，使药物变质失效或产生有毒物质称之为药物的配伍禁忌，而体内的相互作用指两种或两种以上药物合用时产生的药动学或药效学的变化，使药物的作用效果增加、下降、无效以及产生各种不良反应。药物体内的相互作用包括药效学和药动学两个方面。

1. 药动学方面的相互作用

（1）吸收药物的脂溶性的大小、肠管的蠕动快慢都会影响药物的吸收，大多数药物为弱酸或弱碱性。当弱酸性的氯丙嗪类与碳酸氢钠合用，则减少前者的吸收；甲氧氯普胺促进胃排空则加速药物的吸收，抗 M 胆碱作用的药物延缓药物的吸收；四环素与 Fe^{2+}、Ca^{2+} 相互发生络合反应减少二者的吸收。

（2）血浆蛋白结合率有些药物与血浆蛋白呈可逆性结合成为储存型，且各种药物的结合率和牢固的程度不一样。一般结合率高的药物易被其他药物置换，使血浆药物浓度升高，作用增强。如卡马西平与阿司匹林合用时，使卡马西平作用增强。

（3）生物转化很多药物在肝脏进行生物转化，诱导和抑制肝药酶的药物影响自身和同用药物的代谢。如苯巴比妥、香烟和酒等诱导肝药酶活性，加速药物的转化，使药效减弱；而丙咪嗪、派醋甲酯等抑制肝药酶的活性，减慢药物的代谢而增强药物的作用。

（4）肾脏排泄大多数药物通过肾脏排泄。利用离子障原理，碱化尿液促进酸性药物的排泄，酸化尿液促进碱性药物的排泄。

2. 药效学方面的相互作用

（1）协同作用：指药物合用后原有的作用和毒性增加。包括相加、增强和增敏作用。如美金刚胺与安坦合用，抗震颤麻痹作用相加；苯二氮䓬类与巴比妥合用中枢抑制，作用增强；可卡因抑制交感神经末梢对去甲肾上腺素的重摄取，使去甲肾上腺素或肾上腺素的浓度升高作用增强。

（2）拮抗作用：指药物合用后原有的作用和毒性减弱。包括药理性、生理性、生化性或化学性拮抗。如纳曲酮拮抗吗啡受体作用而产生药理性拮抗；如乙酰胆碱作用于 M– 受体使支气管平滑肌收缩，肾

上腺素作用于 β – 受体，使支气管平滑肌松弛而产生生理性拮抗；肝素带有强大的阴电荷与带有强大的阳电荷的鱼精蛋白结合而产生化学性拮抗，使肝素的抗凝血作用迅速消失。

二、机体的影响因素

（一）年龄

年龄不同的病人其代谢功能和机体反应能力方面均有差异，因而可影响药物体内过程，从而影响药物效应，尤其是婴幼儿和老年人。

（1）幼儿药物代谢或排泄功能发育尚未完全，对药物的敏感性较大。如新生儿肝药酶活性和含量低，对氯霉素代谢慢，体内浓度高，易引起中毒；血脑屏障发育不完善，对吗啡敏感性高，易引起呼吸抑制。值得注意的是，儿童期药效动力学特点往往影响治疗。其影响主要表现在三个方面：疗效、副作用、认知和躯体发育。因此在选择药物和给药剂量时，不能仅考虑治疗症状，更要考虑药物对儿童认知功能发育和身体生长发育的影响。

（2）老人对药物的吸收变化不大，但老人血浆蛋白量较低，体内水分少，脂肪较多，故药物血浆蛋白结合率偏低，血液中游离药物浓度增加，进入作用部位的药量相应增多。肝脏血流量随老年人年龄增加而减少，肝肾功能随年龄增长而自然衰退，故药物清除率逐年下降。各种药物血浆半衰期都有不同程度的延长，如在肝内灭活的地西泮可延长4倍，自肾排泄的氨基苷类可延长2倍以上；老人对药物的反应特别敏感，中枢神经药易致精神错乱；心血管药易致血压下降及心律失常，故对老人用药亦应慎重，用药剂量应适当减少。有些老人由于记忆力减退，用药的依从性较差，服用多种药物时，应仔细告之服药方法。

（二）性别

女性因月经、怀孕、分娩和哺乳特殊生理时期，用药应注意。月经期和妊娠期子宫对泻药和其他强烈刺激性药物比较敏感，有引起月经过多，流产、早产的危险。有些药物如锂盐、苯妥英钠等对胎儿影响较大，若在妊娠头3个月应用，会影响胎儿发育，导致畸胎，应严格禁用。在妊娠晚期及授乳期应注意有的药物能通过胎盘及经乳汁排出，被胎儿、乳儿吸入体内，影响胎儿及乳儿的发育，如哺乳妇女使用吗啡可引起婴儿中毒。

（三）精神因素

病人的精神状态及情绪与药物的疗效密切相关。任何有效的药物治疗都依赖于其特定的生理生化效应和非特异性因素的相互作用。安慰剂是无药理活性的制剂，安慰剂效应就是一种重要的影响疗效的非特异性因素。在药物临床试验中，安慰剂效应常被看作是一种干扰因素。但在临床治疗中，安慰剂效应则可以成为一种有价值的治疗成分。目前，安慰剂效应的治疗作用正受到越来越多的重视。

（四）病理状态

疾病可使机体对药物敏感性改变，使药物的效应也发生改变。如肝功能不良使药物清除减少，半衰期延长；肾功能不全时，经肾排泄的药物如排泄速率减慢，半衰期也会延长；心衰时，心输出量减少，胃肠瘀血，药物的吸收下降，消除减慢。

（五）昼夜节律

昼夜节律不同，药物的浓度和作用强度不同。如人的肾上腺皮质激素分泌高峰在清晨8～9点，而午夜零点分泌量达到最低值。为防止对丘脑—垂体—肾上腺皮质轴的抑制，故糖皮质激素在早晨8～9点给药最佳。

（六）遗传因素

实验研究表明，先天性遗传多态性对药物有明显的影响人体对药物反应有很大的个体差异，其原因是由于遗传因素对药物动力学或药效学的影响。遗传基因的组成差别构成了个体对药物反应性的差异。遗传药理学是研究机体遗传因素对药物反应影响的科学，有限的研究显示，患者对抗精神病药和抗抑郁药的反应，是一种遗传性特质。研究单卵双生子发现，使用抗精神病药治疗，疗效类似；抗精神病药引起的体重增加程度也类似。一级亲属之间，抗抑郁药的疗效类似；抗精神病药引起的运动障碍类似。锂盐治疗有效的患者，其近亲属成员患情感障碍服锂盐治疗，有效率高于一般群体患者。临床上选择药物，有时也参考患者近亲属成员对药物的反应进行决策。

（七）个体差异

多次连续用药后病人对药物产生精神上的依赖称习惯性。如已产生躯体性依赖，一旦停药会产生戒断症状，称为成瘾性。连续用药后，产生药物反应性降低称耐受性，在短时间产生的称快速耐受性，停药后可恢复。

总之，合理用药就是根据疾病和病人具体情况，运用药理学理论，选择最佳的药物及药物制剂，制定或调整适当的给药方案，以期达到有效、安全防治疾病的目的。

第二章 抗精神病药物

　　抗精神病药是指临床主要用于治疗精神分裂症和其他精神病性障碍的一类药物。这类药物在通常治疗剂量时，并不影响意识和智能，能有效地控制各种精神病理改变引起的兴奋紊乱，缓解精神病性症状，并能预防症状复发。

　　精神病性障碍指临床表现为幻觉、妄想等精神病性症状的一类疾病。精神分裂症、分裂型障碍、妄想型障碍、急性短暂性精神病性障碍、分裂情感性障碍及脑器质性精神障碍等都可以精神病性症状为主或病程中出现精神病性症状。此外，双相情感障碍的病情严重者在发作高峰期也可出现幻觉、妄想或紧张性症状等精神病性症状。精神分裂症是一种病因复杂、往往累及终生的常见精神病性障碍，以精神活动的不协调或脱离现实为特征。患者主要表现为感觉、认知、情感、思维和行为等方面障碍，导致精神活动不协调。精神病的症状可分为正性症状和负性症状两类，前者包括思维障碍、幻觉、妄想、不和谐情感；后者包括长期神情呆滞、感情迟钝、交往脱离等。其病因目前认为主要是遗传易患因素和母孕期或围生期损伤，而心理社会因素则在疾病的发生和发展中起到诱发和促进作用。该病的病理机制主要是脑多巴胺（DA）能系统功能紊乱，脑 5- 羟色胺（5-HT）能、谷氨酸能和胆碱能系统都可能参与其病理生理过程。

　　自 20 世纪 50 年代氯丙嗪问世，第一个治疗精神障碍的合成药物氯丙嗪的出现，开创了现代精神药物治疗的新纪元。氯丙嗪是在寻找异丙嗪类吩噻嗪化合物过程中合成出来的，1952年法国的两位医生Delay和Deniker首次将其试用于治疗精神病并取得效果。新一代抗精神病药的代表药物氯氮平受体作用最为复杂，临床疗效强、安全性差，不过该药一直在新型抗精神病药开发过程中作为化学结构或治疗靶标的最佳参照。目前作用于中枢氨基酸能或胆碱能的新型抗精神病药的开发已进入新药临床试验阶段。

第一节　分　类

抗精神病药目前主要分为第一代和第二代，其他分类包括化学结构分类、效价分类和药理作用分类等。化学结构分类对药物开发和临床应用均有意义，如果某个抗精神病药在充足剂量、充足疗程下效果不佳，则可以换用不同化学结构的药物。效价分类有助于描述药物副作用与剂量的关系，临床可以根据此特点选择药物。

一、第一代抗精神病药

第一代抗精神病药又称传统抗精神病药、典型抗精神病药、神经阻滞剂、多巴胺受体阻断剂等。包括吩噻嗪类（盐酸氯丙嗪、奋乃静、盐酸氟奋乃静、硫利达嗪、盐酸三氟拉嗪及长效制剂氟奋乃静癸酸酯、哌泊噻嗪棕榈酸酯）等；丁酰苯类（氟哌啶醇及其长效制剂、五氟利多）等；硫杂蒽类（氯普噻吨）；苯甲酰胺类（舒必利）等。其主要药理作用为阻断中枢多巴胺 D_2 受体，其他尚可阻断肾上腺素能 α 受体、胆碱能 M_1 受体、组胺能 H_1 受体等。这些药物对精神分裂症患者的幻觉、妄想等阳性症状相当有效，治疗中可产生锥体外系副作用和催乳素水平升高。

第一代抗精神病药可进一步按临床作用特点分为低效价、中效价和高效价三类（可用相对于氯丙嗪100mg的等效剂量描述）。低效价类以氯丙嗪为代表，镇静作用强、抗胆碱能作用明显、对心血管和肝脏影响较大、锥体外系副作用较小、治疗剂量较大。中效价和高效价类分别以奋乃静和氟哌啶醇等为代表，抗幻觉妄想作用突出、镇静作用较弱、对心血管和肝脏毒性小、锥体外系副作用较大、治疗剂量较小。

第一代抗精神病药主要适应证有精神分裂症和分裂情感性精神病、分裂样精神病、躁狂发作、躯体疾病或精神活性物质所致的精神病性症状、妄想型障碍等。其局限性为不能改善患者的认知功能；对精神分裂症阴性症状一般疗效不佳，甚至可引起阴性症状；部分患者的阳性症状不能有效缓解；引起锥体外系和迟发性运动障碍等不良反应较多；患者依从性较差。

二、第二代抗精神病药

第二代抗精神病药又称非传统抗精神病药、非典型抗精神病药。除了阻断多巴胺受体外，还具有较强的5-HT$_2$受体阻断作用，因此也称为5-羟色胺和多巴胺受体拮抗剂，它们对中脑边缘系统的作用比对纹状体系统作用更具有选择性。

第二代抗精神病药对第一代抗精神病药的适应证同样可以应用，避免了第一代抗精神病药的某些缺点，对精神分裂症患者的阳性症状和阴性症状均有一定疗效，较少影响认知功能，有利于患者回归社会，因此应用日益广泛，有取代第一代药物的趋势。但也有其缺点，主要是某些第二代抗精神病药的不良反应较多而严重，如氯氮平的心脏和血液毒性、体重增加和糖脂代谢异常等，部分患者疗效仍不理想。

第二节 药理作用及作用机制

抗精神病药种类较多，化学结构各不相同，但具有许多共同的药理作用。根据锥体外系及其他神经系统不良反应的程度，将其分为典型抗精神病药和非典型抗精神病药。两类药物抗精神病的药理作用存在许多相似之处，但作用机制并非完全一致。

一、典型抗精神病药

典型抗精神病药以氯丙嗪、奋乃静、氟哌啶醇为代表，可以产生明显的神经阻滞效应，表现出抗幻觉、妄想，抑制条件性逃避行为。还可以产生镇静降压、镇吐、降低体温等药理作用。

（一）抗精神病药作用及行为效应

氯丙嗪等典型抗精神病药的行为效应基本上是相同的。低剂量时，脊髓反射和非条件性伤害感受回避行为可以保持完整无损，但条件性逃避行为被选择性抑制，操作性行为、探究行为减少。尽管动物仍然保持鉴别各种刺激的能力，但对各种刺激的反应表现迟缓，少而弱。可以抑制动物脑区自身刺激强化过程。外界环境或药物对行为的激活作用被阻断，抑制动物进食。氯丙嗪等典型药物可抑制阿扑吗啡和其他 DA 激动剂如苯丙胺所致的呕吐、活动性增加以及攻击行为。高剂量时，氯丙嗪可诱导动物出现僵住症、肌张力增加、上睑下垂等行为表现。如果给予足够的刺激，动物仍然能完成熟悉的操作性行为。当剂量进一步加大，出现共济失调或催眠作用时，氯丙嗪对条件性逃避行为和非条件性逃避行为均有抑制作用。然而，巴比妥类药物在低剂量时就对条件性和非条件性逃避行为产生抑制作用。

虽然条件性逃避行为试验可作为典型抗精神病药筛选之用，但并不能完全揭示药物抗精神病药作用的药理机制。典型抗精神病药对条件性逃避行为的影响易于产生耐受性，并且能被抗胆碱能药阻断，然而临床抗精神病药作用并非如此。此外，条件性逃避行为的抑制作用与典型抗精神病药的临床效价有关，提示条件性逃避行为与锥体外系反应的病理生理机制存在相似之处。非典型抗精神病药如氯氮平、舒必利等对条件性逃避行为的抑制作用较弱。

在临床上，抗精神病药对患者的行为表现、情感反应以及认知活动存在明显的药理作用。既能控制协调性或不协调性精神运动兴奋，又能对退缩、淡漠、自闭的患者产生激活、振奋作用，消除幻觉、妄想、联想障碍等精神病性症状。在治疗剂量下，对智能无损害，共济失调或构音困难少见。

（二）锥体外系神经阻滞作用

临床上使用抗精神病药之后，患者常表现出运动迟缓、姿势僵硬、肌张力增高、震颤等症状和体征，与帕金森综合征极为相似。基底节，特别是尾状核、壳核（纹状体）、苍白球和联合核等核团在控制姿势和锥体外系运动方面发挥着重要的作用。帕金森综合征主要的病理生理变化是上述脑区 DA 缺乏或下降。因此，推测抗精神病药锥体外系反应亦是由于基底节 DA 功能下降所致，尤其与典型抗精神病药黑质 – 纹状体通路 DA 的拮抗作用有关。

典型抗精神病药对前脑内 DA 神经介质传递过程的影响，可能是锥体外系神经阻滞作用和抗精神病作用的药理学基础。抗精神病药 DA 拮抗作用可以提高动物和人脑内 DA 更新率。这样，一方面 DA 代谢产物的生成率增加，另一方面促使 DA 前体酪氨酸生成多巴及代谢产物，增加转化率。神经电生理资料表明，典型抗精神病药可使中脑 DA 神经元的放电频率增加。上述病理生理的改变被认为是中枢神经系统对抗精神病药 DA 拮抗作用的适应性或代偿性反应。其目的是维持前脑多巴胺能神经末梢突触传递的内稳态。许多资料表明，抗精神病药正是通过作用于基底节，表现为抗 DA 能作用，产生锥体外系神经阻滞效应，其抗精神病药的药理作用则是通过作用于边缘系统、下丘脑和皮质产生 DA 拮抗作用而发挥的。

抗精神病药在基底节和边缘系统的作用存在许多相似之处，但是所致的锥体外系副作用和抗精神病作用亦各有不同。

1. 患者对急性锥体外系副作用容易产生耐受性，并且抗胆碱能药可以改善锥体外系副作用的症状和体征，而抗精神病作用既无明显的耐受性，抗胆碱能药又不能降低药物的抗精神病作用。

2. 抗胆碱能药可以阻断基底节中抗精神病药所致的 DA 更新率增高，而对边缘系统中的 DA 神经元却无此种效果。

3. 在基底节，DA 更新率可因抗精神病药的耐受性增高而增高，在边缘系统则不十分明显。由此可见，二者的药理学基础亦存在各自的特点。

（三）镇静、抗焦虑作用

许多抗精神病药，特别是氯丙嗪和其他低效价的抗精神病药具有明显的镇静作用。用药后，患者呈安静嗜睡状态，警觉性降低，自发活动减少，但各种刺激仍能引起反应。在精神病治疗早期，镇静作用非常明显，能有效地控制急性协调或不协调性精神运动性兴奋，但是患者对这种镇静作用容易产生耐受性。许多高效价低剂量抗精神病药的镇静作用较弱。此外，抗精神病药还具有抗焦虑作用。令人不解的是，这类药既可抗焦虑，又能致焦虑，患者常表现出较重的焦虑反应和烦躁不安（静坐不能）。由于严重的锥体外系副作用，尤其是迟发性运动障碍，故一般不用来治疗焦虑症。抗精神病药与某些中枢抑制药具有协同作用，能强化镇静催眠药、镇痛药和麻醉药的药理作用。因此与上述药物合用时，应作适当的剂量调整。

（四）对神经内分泌的影响

下丘脑弓状核 DA 能神经纤维投射至正中隆起构成结节漏斗系统。正中隆起神经末梢与垂体门脉系统在形态学上关系密切。抗精神病药作用于下丘脑或垂体产生 DA 的拮抗作用可以引起内分泌的改变。

许多抗精神病药的 DA 拮抗作用，解除了下丘脑 DA 神经递质对催乳素释放的抑制作用，使动物和人的催乳素分泌增加。由于腺垂体在血脑屏障的外面，故低剂量抗精神病药就可引起催乳素分泌增加。舒必利水溶性高，难以通过血脑屏障，较大剂量才能显示出抗精神病药的药理活性。但是，小剂量时就可以使血浆催乳素水平升高。抗精神病药对催乳素分泌的刺激作用很少产生耐受性。但是，停药后血浆催乳素的水平很快就恢复正常。长期使用抗精神病药，可能导致血浆高催乳素症，偶尔出现乳房充血肿胀和溢乳的症状，并且可能增加乳腺癌发病的危险性。虽然此点尚无足够的资料予以证实，但是对于并发乳腺癌的患者来讲，应该避免使用抗精神病药。此外，抗精神病药可以降低促性腺激素释放因子、雌激素以及孕激素的分泌，可能导致闭经。氯氮平对催乳素的影响甚小。

抗精神病药可以抑制垂体生长激素的分泌，但是用它们治疗肢端肥大症收效甚微。尚无资料表明抗精神病药影响儿童的生长发育。氯丙嗪可以降低促肾上腺皮质激素释放因子在应激时的释放，抑制神经垂体激素的分泌。大多数抗精神病药，尤其是低效价高剂量的药物可以增加体重和提高食欲。对于前期糖尿病来讲，氯丙嗪可以降低胰岛素的分泌及葡萄糖的耐受性。

氯丙嗪和其他低效价的抗精神病药可以抑制下丘脑体温调节中枢，降低体温的调节能力。在人工冬眠和低温麻醉时，并用物理降温可产生协同降温效果。

（五）镇吐作用

抗精神病药对延髓化学感受控制区的拮抗作用，可以抑制阿扑吗啡和麦角碱所引起的恶心和呕吐。大多数典型抗精神病药在低剂量就显示出镇吐作用。高效价的哌嗪类和丁酰苯类对前庭刺激所致呕吐存在镇吐作用。但是，对于药物或刺激直接作用于结节神经节或胃肠道引起的呕吐无拮抗作用。除镇吐作用外，尚能抑制呃逆。

（六）对脑电图及抽搐阈值的影响

大多数抗精神病药对中枢神经系统许多部位的电活动都有影响，如网状激活系统、下丘脑、边缘系统等。感觉诱发电位脑电图的资料显示，抗精神病药可使振幅减少，潜伏期延长。此外，脑电图的改变与药物的临床疗效有一定的关系。

许多抗精神病药均能降低抽搐阈值，低效价吩噻嗪类二甲胺亚类药物（如氯丙嗪）致抽搐作用明显，而高效价的哌嗪亚类和硫杂蒽类（如氟奋乃静）致抽搐作用较弱，丁酰苯类致抽搐作用不一致，难以预测。吗茚酮致抽搐作用最小。氯氮平致抽搐作用明显，且存在量效关系。一般来讲，抽搐发作与患者癫痫病史或癫痫素质有关。因此，未治疗的癫痫患者或酒精、巴比妥类、苯二氮䓬类药物撤药的患者，应该慎用氯氮平、低效价吩噻嗪类以及硫杂蒽类等抗精神病药。癫痫患者需用抗精神病药时，应该注意药物的选择，剂量中等，并合用抗惊厥药。

（七）对自主神经功能的影响

抗精神病药既有外周抗胆碱能作用，又有肾上腺素能受体阻断作用。因此，对自主神经功能的影响较为复杂，而抗组胺（H_1 受体）和抗 5- 羟色胺（5-HT$_2$）作用更增加了复杂性。

抗精神病药对心脏、眼、胃肠、汗腺、唾液腺等副交感拮抗作用属于 M 受体的抗胆碱能作用。可引起窦性心动过速，瞳孔散大，视力模糊，抑制胃液分泌及胃肠蠕动可产生便秘，降低汗液和唾液的分泌，则出现口干舌燥的症状，并发前列腺炎的患者，可引起急性尿潴留。吩噻嗪类，尤其是抗 M 作用最强的硫利达嗪，可抑制射精，但对勃起无影响。因此，男性患者的用药常受这方面的限制。有人认为对性功能的影响更可能属于抗肾上腺素能作用，但未能证实。硫利达嗪抗肾上腺素能作用较氯丙嗪弱。一般认为，效价越高，抗胆碱作用越强，如氯氮平和硫利达嗪。高效价低剂量抗精神病药，M 拮抗作用最小，如氟哌啶醇、利培酮等。由于氯丙嗪 α- 肾上腺素能阻断作用，常使患者的瞳孔缩小，而其他吩噻嗪类则引起瞳孔散大。氯丙嗪抗 α 作用与直立性低血压有关。高效价的吩噻嗪的哌嗪亚类、氟哌啶醇和利培酮很少有抗肾上腺素能作用。低效价高剂量抗精神病药所致的镇静、食欲亢进、体重增加，以及低血压可能与它们的抗组胺 H_1 作用有关。

（八）对心血管系统的影响

氯丙嗪对心血管系统的作用较复杂，既有对心脏和血管的直接作用，又有经中枢和自主神经系统反射通路介导的间接作用。低剂量氯丙嗪就可以抑制脑干或下丘脑介导的血管舒缩反射，其作用部位可以在反射通路的各个环节，总的结果是中枢性血压下降。氯丙嗪对收缩压的影响比舒张压明显，所致直立性低血压反应容易产生耐受性，用药数周后，血压可恢复正常。对老年患者来讲，直立性低血压持续时间较长。氯丙嗪、硫利达嗪直立性低血压发生率较高，而吩噻嗪的哌嗪亚类、氟哌啶醇、洛沙平、利培酮其发生率较低。

氯丙嗪和其他低效价吩噻嗪类药物对心脏具有直接负性肌力作用和奎尼丁样抗心律失常作用。心电图的改变包括 Q-T 和 P-R 间期延长、T 波变平、S-T 段下降，尤其是硫利达嗪引起 Q-T 和 T 波改变较常见。室性心律失常和猝死少见。高效价抗精神病药对心血管系统的影响较少。

（九）对肝、肾以及呼吸系统的影响

抗精神病药偶尔引发过敏反应，可能造成阻塞性黄疸。除此之外，尚无特别药理作用。并发肝脏疾病的患者，抗精神病药的代谢可能延迟，累及肝脏，故需慎用抗精神病药。

氯丙嗪可以抑制抗利尿激素的分泌，降低肾小管对水和电解质的重吸收，表现轻度利尿作用。一般认为，氯丙嗪降压作用影响肾小球滤过率不明显。实际上，使用氯丙嗪后，肾血流量反而增加。

动物实验表明：小剂量氯丙嗪可使呼吸兴奋，大剂量则抑制呼吸，呼吸变浅变慢，氧耗量降低，甚至呼吸停止。但是抗精神病药在临床治疗剂量下，很少影响呼吸功能。即使是自杀性大剂量急性服药，吩噻嗪类药一般不会引起危及生命的昏迷，不会抑制生命体征。

综上所述，抗精神病药作用于边缘系统、中脑皮质以及脑干网状结构，产生特征性行为效应和临床抗精神病作用，作用于基底节引起锥体外系副作用，作用于下丘脑、垂体，对神经内分泌以及自主神经的功能产生影响。抗精神病药 DA 能拮抗作用，尤其 D_2 受体的阻断作用，可能是上述脑区特定部位作用的药理学基础，然而，抗精神病药 DA 拮抗作用的理论并不能解释这些药物所有的药理作用。一般认为，效价低的抗精神病药 DA 受体拮抗作用选择性较差。

二、非典型抗精神病药

典型抗精神病药神经阻滞作用所致的锥体外系副反应和抗精神病药理活性并不存在一个必然的联系。几种具有明显抗精神病作用，而几乎没有锥体外系副反应的非典型抗精神病药在临床上得到了广泛的使用。如氯氮平、利培酮、硫利达嗪、舒必利、瑞莫必利、雷氯必利等。

在动物实验中，抗精神病药对基底节 D_2 受体阻断作用可以诱发僵住症。诱发动物僵住症ED0.5（0.5%有效剂量）剂量的大小对抗精神病药引起患者锥体外系副反应的发病率及严重程度具有一定的预测价值；另一方面以受体激动剂右旋苯丙胺作用于中脑边缘系统，可使动物自主活动性增加，即所谓苯丙胺行为效应。抗精神病药阻断苯丙胺行为效应ED5Q（50%有效剂量）剂量的大小，可以预测抗精神病药临床效价的高低。致僵住症ED0.5和抗苯丙胺行为效应ED5，二者的比值常用来鉴别和筛选非典型抗精神病药。一般认为，比值越大，属于非典型抗精神病药的可能性大，反之，则属于典型抗精神病药的可能性大。

非典型抗精神病药如氯氮平、舒必利等多巴胺拮抗作用不强，抑制条件性逃避反应的能力亦较弱。此外，用临床治疗的等效剂量来处理动物，非典型抗精神病药很少能诱导动物对 DA 受体激动剂产生超敏状态。上述种种非典型抗精神病药的药理学特征，可以用来估计药物诱发迟发性运动障碍的危险性。

抗精神病药对 $5-HT_2$ 和 D_2 受体的拮抗作用并非它们发挥抗精神病作用所必须具备的药理学特征。但是，绝大多数典型和非典型抗精神病药均具有 D_2 受体阻断作用。非典型抗精神病药的神经阻滞作用难以用一种特殊的受体药理活性特征作出合理的解释。一般认为，它们的抗精神病作用取决于不同受体亲和力的比值（如 $D_2/5\text{-}HT_2$），取决于各种受体亲和力的平衡关系。

第三节　常用抗精神病药

一、第一代抗精神病药

氯丙嗪

氯丙嗪又称冬眠灵。为二甲胺族吩噻嗪类药物，是最早用于临床的抗精神病药，为第一代抗精神病药的代表药物。氯丙嗪属于低效价药，治疗剂量偏高。主要阻断多巴胺受体，并具有多受体作用。

【性状】片剂和注射液系盐酸盐制剂。片剂为糖衣片，除去糖衣后显白色。注射剂为无色或几乎无色的澄明液体。

【体内过程】氯丙嗪脂溶性较高，口服易吸收，与食物和碱性药同服时吸收明显减少。肌注可避免肝脏首关代谢消除，生物利用度比口服时高 3 ～ 10 倍。单次口服达峰时间为 2 ～ 4 小时。血浆蛋白结合率约 96%。亲脂性高，易通过血脑屏障及胎盘屏障，脑内药物浓度可达血药浓度的 10 倍，以下丘脑基底神经节、丘脑和海马等部位药物浓度最高，这对于治疗精神分裂症有极大意义。本品主要在肝脏代谢，原形及代谢物经肾脏排出，少量随粪便排泄。氯丙嗪血浆半衰期约为 16 ～ 30 小时，个体差异较大，故临床用药应剂量个体化。长期应用，药物可蓄积于脂肪组织，停药数周，甚至半年后，尿中仍可检出。

【临床应用】用于急性及慢性精神病，对急性患者疗效较好。患者用药后，在不引起过度镇静情况下，可迅速控制兴奋躁动及攻击行为，使躁狂症状消失。持续用药，可使患者的幻觉、妄想、躁狂及精神运动性兴奋等症状逐渐消失，思维联想障碍得以改善，理智恢复，情绪安定，生活自理。氯丙嗪抗幻觉及抗妄想作用一般需要连续用药 6 周至半年才能充分显效，且无耐受性。但如继续用药，安定及镇静作用则逐渐减弱，出现耐受性。

氯丙嗪对精神病的运动性抑制症状，如木僵状态等也有明显疗效。此外，本品尚可用于躁狂症及其他精神病伴有兴奋、紧张及妄想的患者。

临床应用的给药过程中，需注意：用量须从小剂量开始，按照个体化给药的原则，调整增加用量；经长期治疗需停药时，应在几周之内逐渐减少用量。骤停用药可促发迟发性运动障碍；本品溶液与皮肤接触，可产生接触性皮炎；少数患者口服药物时，产生胃部刺激症状；注射给药只限于急性兴奋躁动患者，需密切观察与监视，防止发生低血压；肌内注射时应缓慢深部注射，注射后至少应卧床半小时。

【不良反应】

（1）一般不良反应：常见嗜睡、乏力、视力模糊、鼻塞、心动过速、口干、便秘等中枢神经及植物神经系统副作用症状。长期应用可致乳房肿大、闭经及生长发育减慢等。氯丙嗪刺激性较强，不宜皮下注射。静脉注射可引起血栓性静脉炎，用药时应以生理盐水或葡萄糖溶液稀释后缓慢注射。肌注或静注用药，可出现体位性低血压，应嘱患者用药后卧床 1～2 小时方可缓慢起立。

（2）锥体外系反应：长期大剂量使用本类药物易产生严重的锥体外系反应，主要有震颤麻痹，表现为肌张力增高、面容呆板、动作迟缓、肌肉震颤、流涎等帕金森综合征样症状。多见于老年患者；静坐不能，常见于用药早期。表现为坐立不安、心烦意乱，易被误诊为用药剂量不足，病情加重，应注意鉴别；急性肌张力障碍多发生于用药后 1～5 天，以青少年患者多见。起病急，因头颈、背部、口、舌、眼部肌肉痉挛，患者出现张口、伸舌、吞咽困难、斜颈、怪相、呼吸障碍等症状；迟发性运动障碍表现为不自主、节律性刻板运动，出现"口－舌－颊三联症"，如吸吮、舔舌、咀嚼等，四肢有舞蹈样动作。多见于用药 2 年以上患者，偶有用药数月即出现者。前 3 种不良反应是因氯丙嗪阻断黑质——纹状体通路的 DA 受体，导致锥体外系胆碱能神经功能相对亢进所致，故可用抗胆碱药安坦等治疗，抗组胺药也有一定疗效。迟发性运动障碍可能是由于 DA 受体长期被阻断，其反馈性抑制功能减弱，导致 DA 合成和释放增加；或是由于 DA 受体长期被阻断，DA 受体向上调节，数目增加，DA 神经功能亢进。故以抗胆碱药治疗无效，反可使症状加重。

（3）变态反应：常见皮疹、光敏性皮炎。少数患者可出现肝细胞内微胆管阻塞性黄疸或急性粒细胞缺乏。一旦发生，应立即停药，并用抗生素预防感染。

【急性中毒】一次服用超大剂量（1～2g）氯丙嗪，可发生急性中毒，中毒症状表现为表情淡漠、烦躁不安、四肢发冷，血压下降，直立性低血压，昏睡，严重时可出现昏迷，此时应立即对症治疗。

【禁用与慎用】对本品有过敏反应，昏迷、嗜睡，嗜铬细胞瘤禁用。哺乳期妇女使用本品期间停止哺乳。以下为慎用和注意事项：

（1）对一种吩噻嗪药物过敏者，往往对另一种吩噻嗪药物也有交叉过敏反应。

（2）较大剂量使用时可能会发生光敏性皮炎，应注意避免日光直射。

（3）老年人易发生低血压、过度镇静以及不易消除的迟发性运动障碍等不良反应，用量应小，加量应慢。

（4）对诊断的干扰有时会影响免疫妊娠试验，出现假阳性反应。尿胆红素测定也可出现假阳性反应。

（5）肝功能不全、肾功能不全、严重心血管疾病、帕金森综合征、癫痫、抑郁症、重症肌无力、前列腺肥大、闭角型青光眼、严重呼吸系统疾病、既往有黄疸史或血液系统疾病史者慎用。

（6）用药期间应注意检查白细胞计数及分类、肝功能、心电图等，长期使用时进行眼科检查。

【药物相互作用】

（1）氯丙嗪有 α 受体阻断作用，可使肾上腺素的升压作用翻转。故氯丙嗪所致低血压不宜用肾上腺素解救，而宜用麻黄碱等药物对抗。

（2）氯丙嗪可逆转胍乙啶的降压作用，这可能是因其干扰突触前膜对胍乙啶的摄取所致。

（3）氯丙嗪能增强麻醉药、镇静催眠药、镇痛药及乙醇等药的中枢抑制作用，与这些药物联用时剂量应酌减。

（4）氯丙嗪与三环类抗抑郁药相互抑制代谢，联用时应减量。

（5）抗酸药影响氯丙嗪的吸收，使其血药浓度降低。

奋乃静

奋乃静属哌嗪族吩噻嗪类药，镇静作用较弱，可产生较重的锥体外系反应。药理作用类似于氯丙嗪。

【性状】片剂为糖衣片，除去糖衣后显白色。注射剂为无色或微黄色的澄明液体。

【临床应用】

本品抗精神病作用和镇吐作用均较氯丙嗪强约 6 倍，对幻觉、妄想、淡漠和木僵等症状治疗作用较好，而对躁动等症状的控制作用不如氯丙嗪。本品对心血管系统及肝肾功能的不良反应较小，适用于老年及伴肝肾功能不佳及心血管系统疾患者，门诊可用作首选药。奋乃静的癸酸酯或庚酸酯为长效制剂，可用于预防精神分裂症发作或维持治疗。

【不良反应】

（1）主要有锥体外系反应，长期大量服药可引起迟发性运动障碍。

（2）可出现口干、视物模糊、乏力、头晕、心动过速、便秘、出汗等。

（3）可引起血浆中泌乳素浓度增加，可能出现有关的症状为：溢乳、男子女性化乳房、月经失调、闭经。

（4）少见的不良反应有直立性低血压，粒细胞减少症与中毒性肝损害。

（5）偶见过敏性皮疹或恶性综合征。

【禁用与慎用】基底神经节病变、帕金森综合征、帕金森综合征、骨髓抑制、青光眼、昏迷、对吩噻嗪类药过敏者、孕妇及哺乳期妇女禁用。

心血管疾病（如心力衰竭、心肌梗死、传导异常）应慎用。肝、肾功能不全者应减量。癫痫患者应慎用。出现迟发性运动障碍，应停用所有的抗精神病药。出现过敏性皮疹及恶性综合征应立即停药并进行相应的处理。应定期检查肝功能与白细胞计数。用药期间不宜驾驶车辆、操作机械或高空作业。

【药物相互作用】

（1）本品与乙醇或中枢神经抑制药及抗胆碱药合用时，可彼此增效。

（2）本品与苯丙胺类药合用时，后者的效应可减弱。

（3）本品与制酸药或止泻药合用，可降低口服吸收。

（4）本品与抗惊厥药合用，不能使抗惊厥药增效。

（5）本品与肾上腺素合用，可导致明显的低血压和心动过速。

（6）本品与单胺氧化酶抑制剂或三环类抗抑郁药合用时，两者的抗胆碱作用可相互增强并延长。

（7）本品与胍乙啶类药物合用时，后者的降压效应可被抵消。

（8）本品与左旋多巴合用时，可抑制其震颤麻痹效应。

三氟拉嗪

三氟拉嗪属哌嗪族吩噻嗪类药，具有很强的锥体外系反应，但镇静作用较弱。抗精神病作用约为氯丙嗪的 10 ~ 20 倍。

【临床应用】主要用于治疗精神分裂症。其他精神障碍、精神运动性激越、兴奋和暴力或危险性冲动行为的短期辅助治疗。

【不良反应】锥体外系反应多见，如静坐不能、急性肌张力障碍和帕金森综合征。长期大量使用可发生迟发性运动障碍。可发生心悸、失眠、乏力、口干、视物模糊、排尿困难、便秘、溢乳、男子女性化乳房、月经失调、闭经等。少见嗜睡、躁动、眩晕、尿潴留。偶见过敏性皮疹、白细胞减少及恶性综合征。偶可引起直立性低血压、心悸或心电图改变、肝酶水平升高或阻塞性黄疸、癫痫。

【禁用与慎用】基底神经节病变、帕金森综合征、骨髓抑制、青光眼、昏迷及对吩噻嗪类药过敏者禁用。心血管疾病应慎用。肝、肾功能不全者应减量。癫痫与脑器质性疾病患者慎用。出现迟发性运动障碍，应停用所有的抗精神病药。出现过敏性皮疹及恶性综合征应立即停药并进行相应的处理。应定期检查肝功能与白细胞计数。用药期间不宜驾驶车辆、操作机械或高空作业。哺乳期妇女服用本药期间应停止哺乳。

【药物相互作用】

（1）与乙醇或其他中枢神经系统抑制药合用，可增强中枢抑制作用。

（2）与抗高血压药合用，易致直立性低血压。

（3）本品与舒托必利合用有增加室性心律失常危险，严重者可致尖端扭转性心律失常。

（4）本品与其他阿托品类药物合用，不良反应相加。

（5）与三环类抗抑郁药合用时，能引起过度镇静。

（6）锂盐可加重本品的不良反应。

（7）与文拉法辛合用时发生恶性综合征的危险增加。

氟奋乃静

氟奋乃静亦属哌嗪类吩噻嗪，镇静作用较弱，但具有很强的锥体外系反应；止吐作用较弱。药理作用类似于氯丙嗪。

【性状】系盐酸盐制剂。片剂为糖衣片，除去糖衣后显白色。

【临床应用】抗精神病作用比氯丙嗪强约25倍，作用快且持久，部分患者用药10天即可起效。对妄想、行为退缩、情感淡漠、孤独紧张等症状疗效较显著，对幻觉、焦虑、思维障碍等症状亦有效，但对各种兴奋症状疗效差。临床适用于紧张型及妄想型精神分裂症患者，对慢性精神分裂症疗效优于氯丙嗪。

【不良反应】锥体外系反应多见。长期大量使用可发生迟发性运动障碍。可发生心悸、失眠、乏力、口干、视物模糊、排尿困难、便秘、溢乳、男子女性化乳房、月经失调、闭经等。少见嗜睡、躁动、眩晕、尿潴留。偶见过敏性皮疹、白细胞减少、恶性综合征、直立性低血压、心悸或心电图改变、中毒性肝损害或阻塞性黄疸、骨髓抑制及癫痫。

【禁用与慎用】基底神经节病变、帕金森综合征、骨髓抑制、青光眼、昏迷及对吩噻嗪类药过敏者禁用。

有下列情况时应慎用：心血管疾病（如心力衰竭、心肌梗死、传导异常）应慎用。肝、肾功能不全者应减量。癫痫患者慎用。出现过敏性皮疹或恶性综合征应立即停药并进行相应的处理。应定期检查肝功能与白细胞计数。用药期间不宜驾驶车辆、操作机械或高空作业。孕妇慎用。哺乳期妇女使用本品期间应停止哺乳。

【药物相互作用】

（1）本品与乙醇或其他中枢神经系统抑制药合用，中枢抑制作用加强。

（2）本品与抗高血压药合用易致直立性低血压。

（3）本品与舒托必利合用，有发生室性心律失常的危险，严重者可致尖端扭转性心律失常。

（4）本品与阿托品类药物合用，不良反应加重。

（5）本品与锂盐合用，可引起脑损害、锥体外系反应、运动障碍等。

（6）本品与三环类抗抑郁药合用，毒性和抗胆碱能作用均增加。

（7）本品与氟西汀、帕罗西汀合用，可使帕金森综合征的病情恶化。

氟奋乃静癸酸酯

氟奋乃静癸酸酯为氟奋乃静经酯化而得到的长效抗精神病药，作用持续时间久。

【性状】系癸酸酯注射液，为黄色或橙黄色的澄明油状液体。

【体内过程】本品在水中几乎不溶，配成油剂供注射使用。肌内注射吸收后，经酯解酶缓慢水解释放出氟奋乃静，然后分布至全身而产生药理作用。肌内注射后，第2～4日才开始出现治疗作用，至第7～10日疗效可达最高峰，一次给药作用可维持2～4周。

【临床应用】主要用于慢性精神分裂症，特别适用于对口服治疗不合作的患者或用作巩固疗效的维持疗法。

常在注射后第2～4日出现锥体外系反应，以后逐渐减轻。故对从未经口服抗精神病药物治疗者，第一次注射应从12.5mg开始，然后视耐受情况逐增。一次剂量已超过50mg时若再增加剂量，一次试增12.5mg为宜。

【禁用与慎用】年老体弱、对口服抗精神病药物耐受差者应视为使用长效注射药物。

哌泊噻嗪棕榈酸酯

哌泊噻嗪棕榈酸醋属于哌嗪族吩噻嗪类药物，为长效抗精神病药。基本药理作用类似于盐酸氯丙嗪。镇吐作用弱，锥体外系反应强，抗胆碱作用、降压作用和镇静作用弱。

【性状】系棕榈酸酯注射液，为黄色澄明油状液体。

【临床应用】主要用于慢性精神分裂症患者。

【不良反应】主要有锥体外系反应，常出现震颤、强直、静坐不能、动眼危象、反射亢进、流涎等症状，一般在继续治疗或减少剂量时可消除或好转，严重时可使用抗胆碱能药物。可有迟发性运动障碍、睡眠障碍、口干、恶心、低血压、便秘、厌食、月经不调、乏力等。

【禁用与慎用】禁用于循环衰弱、意识障碍，特别是中枢抑制药物中毒导致的上述情况；严重抑郁患者、恶病质、肝病、肾功能不全、嗜铬细胞瘤、青光眼、严重心血管疾病；可疑有皮质下脑损伤者；有吩噻嗪药物过敏史者。

有下列情况时应慎用：癫痫、嗜铬细胞瘤、恶性综合征慎用。治疗期间亦不宜合用其他短效抗精神病药物，小剂量开始给药。定期测定肝功能和血象，注意血压及心电图变化。55 岁以上的老年患者尤应小剂量开始。孕妇及哺乳期妇女慎用。

【药物相互作用】

（1）与三环类抗抑郁药合用时，两者代谢均受到影响，血药浓度均升高，导致两者毒性增加，抗胆碱作用增强。

（2）与锂盐合用可导致虚弱、运动障碍、锥体外系反应加重、脑病及脑损伤等。

（3）与哌替啶合用，可加强对中枢神经系统和呼吸的抑制。

（4）与颠茄合用，抗胆碱作用增强。

（5）可对抗左旋多巴的作用。

（6）与乙醇合用可导致中枢过度抑制，用药期间禁止饮酒。

硫利达嗪

硫利达嗪为哌啶族吩噻嗪类抗精神病药。又名甲硫哒嗪。药理作用类似于氯丙嗪。止吐作用弱，镇静作用较强，并有中度的降压作用和抗胆碱作用，锥体外系反应较少。

【性状】本品为糖衣片，除去糖衣后，显白色或类白色。

【临床应用】抗精神病作用与氯丙嗪相似而较弱，对幻觉、妄想、躁动、兴奋等症状的疗效较差。主要特点是对边缘系统 DA 受体有选择性作用，对锥体外系及体温的影响较小。适用于伴有焦虑、紧张、抑郁症状的精神分裂症患者，也适用于老年及轻症精神病患者。也可用于治疗抑郁症及神经官能症。

【不良反应】锥体外系不良反应发生率较低、症状较轻。主要不良反应有口干、眩晕、阳痿、射精不能、体位性低血压等自主神经功能紊乱症状，偶有闭经、白细胞及血小板减少。长期用药可致心电图异常。

【禁用与慎用】禁用于严重心血管疾病如心力衰竭、心肌梗死、传导异常等患者；昏迷、白细胞减少者；对吩噻嗪类及本品过敏者；严重的中枢神经功能障碍者；哺乳期妇女。

有下列情况时应慎用：肝、肾功能不全者，癫痫患者慎用；出现过敏性皮疹者应停用；出现恶性综合征应立即停药并进行相应的处理；用药期间应定期检查肝功能、心电图、白细胞计数，定期行眼科检查；用药期间不宜驾驶车辆、操作机械或高空作业。

【药物相互作用】

（1）本品可增强镇痛药、催眠药、抗组胺药、麻醉药及乙醇的中枢抑制作用。

（2）不宜与奎尼丁合用。

（3）氟西汀、帕罗西汀、氟伏沙明、安非他酮、吲哚洛尔、普萘洛尔等药可抑制细胞色素 P4502D6 介导的本品代谢，增加本品的血药浓度。

（4）三环类抗抑郁药与本品合用，可相互干扰对方代谢，导致其中一种药物的血药浓升高，由于两类药物都具有抗胆碱能活性，也可能存在抗胆碱能作用相加。

氟哌啶醇

氟哌啶醇属第二代经典抗精神病药，为丁酰苯类抗精神病药。药理作用及机制类似氯丙嗪。锥体外系反应强，而镇静作用、α 受体和 M 受体阻断作用较弱。

【性状】片剂为糖衣片，除去糖衣后显白色。注射液为无色的澄明液体。

【体内过程】口服可有 70% 被吸收，达峰时间为 3～6 小时（口服）或 10～20 分钟（肌内注射）。血浆蛋白结合率高。在肝内代谢，单次口服后约 40% 在 5 日内随尿排出，其中为原形物，少量通过胆汁排泄。

【临床应用】抗精神病作用及镇吐作用较氯丙嗪强约 50 倍，锥体外系不良反应的发生率也较高、较重。但其镇静作用及阻断 a 受体、M 受体的作用较弱。适用于以躁动、幻觉、妄想等为主要症状的精神分裂症患者。还能改善慢性病人的精神衰退症状。

【不良反应】

（1）锥体外系反应：发生率较高，约 80%。症状有静坐不能、急性肌张力障碍、运动不能、震颤及迟发性运动障碍。因不良反应较重，常使病人拒绝用药。临床可用苯二氮䓬类或中枢抗胆碱药对抗，也可用本品与东莨菪碱混合注射，预防锥体外系反应，加强镇静作用，控制患者的兴奋症状。

（2）心血管反应：本品可引起心律失常或心肌损伤，有致死报道，故心功能不全者禁用。长期用药者应定期监测心电图。

（3）少数患者用药可致抑郁症：有自杀的报道，必须警惕。

（4）神经松弛剂恶性综合征：属严重不良反应，可危及生命。患者表现为高热、肌僵直、妄想、意识不清及循环衰竭。多因增量过快或多药联用所致。一旦发现应立即停药，并使用 DA 受体激动药溴隐亭及其他对症疗法和支持疗法解救。

（5）孕妇不良反应：有孕妇服药导致畸胎的报道，且本品可经乳汁排泄，孕妇及哺乳期妇女忌用。本品的癸酸酯商品名安度利可，为长效制剂，半衰期约 3 周。适用于慢性精神分裂症患者及维持治疗。

【中毒及处理】用药过量以及中毒先兆的表现有：呼吸困难，严重的精神萎靡或疲乏无力，肌肉颤抖或粗大的震颤以及肌肉无力或僵直等。过量中毒时无特殊拮抗药。应作洗胃、支持疗法与对症治疗，血压降低时可用去甲肾上腺素，但不得使用肾上腺素。

【禁用与慎用】凡患有帕金森综合征和任何病因引起中枢神经抑制状态者皆不宜使用。本品可自乳汁中排出，造成乳儿镇静和运动功能失调，哺乳期妇女不宜服用。慎用或注意事项如下：

（1）动物实验显示，给予成人每日最高量 2～20 倍时，减少了受孕概率，导致滞产与死胎；尽管对人类的实验性研究不多，但用于育龄妇女与孕妇时应慎重。相对于其他抗精神病药，孕期可选氟哌啶醇，支持其安全性的资料最多。

老年人在开始时宜用小量，然后缓慢加药，调整用量，以免出现锥体外系反应及持久的迟发性运动障碍。

（2）有下列情况时应慎用：心脏病尤其是心绞痛，药物引起的急性中枢神经抑制，癫痫，青光眼，肝功能损害，甲亢或中毒性甲状腺肿大，肝功能不全，肾功能不全以及尿潴留。

（3）治疗期间应注意随访检查白细胞计数；大量或长期服用，需定期检查肝功能；密切注意迟发性运动障碍的早期症状。

【药物相互作用】

（1）饮酒过多可促使酒精中毒，易产生严重的低血压和深度昏迷。

（2）与苯丙胺并用，氟哌啶醇可降低前者的作用。

（3）与巴比妥在内的抗惊厥药并用时可使氟哌啶醇的血药浓度降低；可改变癫痫的发作形式，并不能使抗惊厥药增效，但可改变或提高发作阈值，不应减少抗惊厥药的用量。

（4）与抗高血压药物并用时，可使血压过度降低。

（5）与抗胆碱药物并用时，可减少锥体外系不良反应。但可能使眼压增高，或降低氟哌啶醇的血药浓度。

（6）可加强其他中枢神经抑制药的中枢抑制效应。

（7）饮茶或咖啡，可影响氟哌啶醇的吸收，降低疗效。氟哌啶醇的溶液加入咖啡时易产生沉淀。

（8）与肾上腺素合用，由于本品阻断了 α 受体，显示出肾上腺素激动 β 受体的效应，导致血压降低。

（9）与锂盐合用时，需注意观察有否神经毒性。

（10）与甲基多巴并用，可产生意识障碍、思维迟缓与定向障碍。

氟哌啶醇癸酸酯

氟哌啶醇癸酸酯为氟哌啶醇经酯化而得到的长效抗精神病药，与氟奋乃静癸酸酯类似。

【性状】为淡琥珀色稍带黏性的液体。

【临床应用】主要用于慢性精神分裂症，特别适用于对口服治疗不合作的患者或用作巩固疗效的维持疗法。

【禁用与慎用】年老体弱、对口服抗精神病药物耐受差者应视为使用长效注射药物。

五氟利多

五氟利多属二苯丁哌啶类化合物，化合结构近似氟哌啶醇，为长效口服抗精神病药。

【性状】本品为糖衣片，除去糖衣后显白色或类白色。

【体内过程】本品脂溶性高，可储存于脂肪组织并从中缓慢释放，逐渐进入脑组织和从其中排除，故起效慢、作用久。达峰时间为24～72 小时，停服药 7 日后仍可自血液中检出。

【临床应用】用于治疗精神分裂症，更适用于病情缓解者的维持治疗。药理作用类似氟哌啶醇，抗精神病作用起效慢、持续时间久，1 次服药作用达 1 周之久。故每周用药一次即可维持疗效。

【不良反应】主要为锥体外系不良反应。一次服药过多或耐受差者，可在服药次日出现急性肌张力障碍，如斜颈、动眼危象或扭转痉挛。出现较重锥体外系反应时，常产生焦虑反应与睡眠障碍。偶见过敏性皮疹、心电图异常、粒细胞减少及恶性综合征。

【禁用与慎用】

（1）禁用：基底神经节病变、帕金森综合征、帕金森综合征、骨髓抑制及对本品过敏者禁用。本品不适用于年老、体弱或并发躯体病症者。

（2）慎用：肝、肾功能不全者慎用。不宜与其他抗精神病药合用，以免增加锥体外系反应的发生风险。应定期检查肝功能与白细胞计数。用药期间不宜驾驶车辆、操作机械或高空作业。

【药物相互作用】

（1）本品与各种短效抗精神病药物有协同和互相强化作用，故使用本品时不宜再并用其他短效抗精神病药物，以防止锥体外系不良反应的发生。

（2）锂盐合用可导致无力、运动障碍、锥体外系症状、脑病和脑损伤等。

（3）本品与乙醇或其他中枢神经系统抑制药合用，中枢抑制作用增强。

（4）本品与抗高血压药合用，有增加直立性低血压的危险。

（5）本品与三环类抗抑郁药合用时，可相互抑制对方的代谢，并相互增强不良反应。

氯普噻吨

氯普噻吨又名泰尔登，为硫杂蒽类抗精神病药。药理作用和机制类似氯丙嗪，抗精神病作用较氯丙嗪弱，镇静作用较强。其止吐和镇静作用在硫杂蒽类药物中较显著。

【性状】本品为糖衣片，除去糖衣后显类白色或微黄色。

【体内过程】口服后吸收快，主要在肝内代谢，大部分经肾脏排泄。肌内注射后作用持续时间可达 12 小时以上。

【临床应用】主要用于治疗精神分裂症及躁狂症，以及伴有兴奋或情感症状的其他精神障碍。

【不良反应】

（1）大量或增加药量时可出现低血压甚至晕倒；肌肉僵直；双手或手指震颤；头面、口部或颈部的肌肉抽搐等。

（2）迟发性运动障碍、皮疹或接触性皮炎较为少见。

【禁用与慎用】本品过敏者及严重的中枢神经抑制者禁用。慎用或注意事项如下：

（1）凡对吩噻嗪类、硫杂蒽类或其他药物过敏者，有可能对本品呈交叉过敏。

（2）对诊断的干扰可产生心电图改变如 Q 波与 T 波的变化，免疫妊娠试验可得假阳性反应，尿胆红素也呈假阳性。

（3）骨髓抑制、心血管疾病、肝功能损伤、青光眼等慎用。

【药物相互作用】

（1）能加强中枢抑制药如吸入全麻药或巴比妥类等静脉全麻药的药效，合用时应将中枢抑制药的用量减少到常用量的 1/4 ～ 1/2。

（2）与苯丙胺合用，可降低后者的效应。

（3）同时并用抗胃酸药或泻药时，可减少本品的吸收。

（4）可降低惊厥阈值，因而使抗惊厥药作用减弱，不宜用于癫痫患者。

（5）与抗胆碱药物并用时，抗胆碱作用可加强。

（6）与肾上腺素并用，由于本品阻断了 α 受体，显示出肾上腺素激动受体的效应，导致血压降低。

（7）与胍乙啶并用，可减低胍乙啶的抗高血压作用。

（8）与左旋多巴并用时，可抑制后者的抗帕金森综合征作用。

（9）与三环类或单胺氧化酶抑制剂并用，镇静及抗胆碱作用可更显著。

（10）可掩盖某些抗生素的耳部毒性。

舒必利

舒必利为苯甲酰胺类抗精神病药。本品是一种特异性多巴胺受体拮抗剂，对其他受体亲和力小。具有与氯丙嗪相似的抗精神病效应，对精神分裂症的阴性症状有一定疗效，同时能止吐并抑制胃液分泌。

【性状】片剂为白色片。注射液为无色的澄明液体。

【体内过程】口服吸收慢，生物利用度低。血浆蛋白结合率低于40%，迅速分布到组织，可从乳汁分泌，但不易透过血脑屏障。主要以原形药物从尿中排出，一部分从粪中排出。为 6～9 小时。

【临床应用】精神分裂症等精神病性障碍的系统治疗，对慢性精神分裂症的孤僻、退缩、淡漠及抑郁症状有一定疗效。

【不良反应】

（1）常见有失眠、早醒、头痛、烦躁、乏力、食欲缺乏等。可出现口干、视物模糊、心动过速、排尿困难与便秘等抗胆碱能不良反应。

（2）剂量大于 600mg/d 时可出现锥体外系反应，如震颤、僵直、流涎、运动迟缓、静坐不能、急性肌张力障碍。

（3）可出现心电图异常和肝功能损害。

（4）少数患者可发生兴奋、激动、睡眠障碍或血压升高。

（5）长期大量服药可引起迟发性运动障碍。

【禁用与慎用】禁用于嗜铬细胞瘤患者。哺乳期妇女服用本药期间应停止哺乳。心血管疾病患者应慎用。高血压患者慎用。肝、肾功能不全者应减量。癫痫患者慎用。基底神经节病变，帕金森综合征，严重中枢神经抑制状态者慎用。出现迟发性运动障碍，应停用所有的抗精神病药。出现过敏性皮疹及恶性综合征应立即停药并进行相应的处理。用药期间定期检查肝、肾功能和血象。

【药物相互作用】

（1）与曲马朵、佐替平合用，可增加癫痫发作的风险。

（2）与三环类抗抑郁药合用可导致嗜睡。

（3）锂盐可加重本药的不良反应并降低药效。

（4）抗酸药和止泻药可降低本药吸收率，使用时两者之间至少间隔 1 小时。

二、第二代抗精神病药

氯氮平

氯氮平为二苯二氮䓬类抗精神病药，系第二代抗精神病药的代表药物。

【性状】本品为淡黄色片。

【体内过程】口服吸收迅速、完全，有首关消除，生物利用度（F）为 50%。血浆蛋白结合率高达 95%，吸收后迅速广泛分布到各组织，可通过血脑屏障。几乎完全在肝脏代谢，主要经 CYP1A2、3A4 催化，生成 N- 去甲基、羟化及 N- 氧化代谢产物。代谢产物及微量原形药物由尿及粪便排出体外。血浆浓度的个体差异大。

【临床应用】用于治疗精神分裂症等精神病性障碍，尤其是其他抗精神病药治疗无效的难治性精神分裂症。也能降低精神分裂症患者的自杀风险。鉴于本药具有产生粒细胞减少的副作用，通常不作为此类病症的首选药物。

【不良反应】常见副作用有恶心、呕吐、流涎、心率加快、视力模糊、体位性低血压等，以流涎较突出。此外，本品可引起低热、白细胞增多及癫痫样发作，减量或停药可消失。严重不良反应有骨髓毒性及粒细胞减少，多见于用药初始阶段，发生率 1.4% ～ 10%。故本品一般不做首选药物。用药期间应严密监测血象，一旦发现毒性应立即停药，并积极治疗。

【禁用与慎用】

（1）禁用：中枢神经处于明显抑制状态者，曾有骨髓抑制或血细胞异常疾病史者，心肌炎或心肌病患者，低血压，麻痹性肠梗阻，严重肝、肾疾患，对本品过敏者，孕妇，哺乳期妇女服药期间建议停止哺乳。

（2）慎用：使用过量时易发生心律失常、谵妄或呼吸抑制。12 岁以下儿童的安全性、有效性研究尚未确立，因此，12 岁以下儿童不宜应用。老年患者可能对氯氮平的抗胆碱作用特别敏感，易发生尿潴留、便秘等。下列情况应慎用：闭角型青光眼，前列腺增生，痉挛性疾病或病史者，心血管疾病。

【药物相互作用】

（1）与乙醇或其他中枢神经抑制药合用，可显著加重中枢抑制作用。

（2）增强其他抗胆碱作用药物的抗胆碱作用。

（3）与卡马西平合用，可增加对骨髓的抑制作用，并可使本品血药浓度降低。

（4）与地高辛、肝素、苯妥英、华法林合用，可加重骨髓抑制作用。

（5）与碳酸锂合用，可增加产生惊厥、恶性综合征、精神错乱及肌张力障碍的危险。

（6）与氟伏沙明、氟西汀、帕罗西汀、文拉法辛等抗抑郁药合用可升高本品的血药浓度。

（7）与降血压药合用可能有增加直立性低血压的风险。

（8）与大环内酯类抗生素合用可使本品血药浓度增加，并有诱发癫痫的报道。

利培酮

利培酮又名维思通，利培酮为苯丙异噁唑类第二代抗精神病药。

【性状】片剂的薄膜衣片，除去包衣后显白色或非薄膜衣片为白色，口服液为无色的澄明液体。

【体内过程】片剂口服吸收快而完全，不受进食影响。主要代谢产物为 9- 羟利培酮。达峰时间为 1 ～ 2 小时，口服 1mg 时，峰浓度为 9 ～ 16ng/ml，血浆蛋白结合率为 90%。分布广，在肝脏经 CYP2D6 代谢，9- 羟利培酮具有生物活性，原形药物及代谢产物主要经肾脏排泄，少量随粪便排出，均可自乳汁中分泌。中度或重度肾功能损害时，利培酮及活性代谢产物排出减少 60% ～ 80%。恒量、恒定间隔时间多次服药，5 ～ 6 日血药浓度达稳态，血药浓度个体差异很大。

【临床应用】本品可用于治疗急、慢性精神分裂症，对患者的阳性及阴性症状均有效，对认知功能及情感障碍也有改善作用，但对兴奋症状疗效欠佳。

【不良反应】常见有失眠、头晕、头痛、激动与焦虑。剂量过大或增量过快可出现体位性低血压，锥体外系反应少见。

【禁用与慎用】对本品过敏者禁用。老年人、肝肾功能障碍者剂量减半。本品可加重震颤麻痹及癫痫患者病情，凡此类疾病患者禁用。

【药物相互作用】

（1）与乙醇或其他具有中枢抑制作用的药物合用，中枢抑制作用可互相增强。

（2）与降压药物合用可增强利培酮的低血压效应。

（3）利培酮可拮抗左旋多巴与多巴胺对多巴胺受体的激动作用。

（4）长期应用卡马西平及其他肝药酶诱导剂可增加利培酮的清除，降低本品的血浆浓度，必要时可增加剂量；一旦停用卡马西平或其他肝药酶诱导剂，则应重新确定本品的使用剂量，必要时可减少剂量。

（5）长期与氯氮平合用可减少利培酮自体内清除。

（6）吩噻嗪类、三环类抗抑郁药和一些 P 受体阻断剂会增加本品的血药浓度。

注射用利培酮微球

注射用利培酮微球为利培酮的长效注射剂。

【性状】本品采用了微球体专利技术，将利培酮散布于一种聚合物内。以粉末形式供应，需先与稀释液混合后，再行肌内注射。在注射后，聚合物会逐渐分解成甘醇酸及乳酸，并以固定速率释出利培酮进入体内。甘露醇及乳酸会进一步代谢成为二氧化碳与水排出体外，不会遗留任何残余物。

【体内过程】单次肌内注射后，药物的主要释放始于3周后，持续至第4～6周，第7周消失。本品中的利培酮分布迅速，分布容积为1～2L/kg，血浆蛋白结合率为90%，活性代谢产物9-羟利培酮为77%。在25～50mg的剂量范围内，若每2周注射一次，则利培酮的药代动力学呈线性。

【临床应用】适用于精神分裂症。

【不良反应】见利培酮。注射部位反应不常见。

奥氮平

奥氮平又名奥兰扎平，再普乐。

【性状】本品为白色包衣片，除去包衣后显浅黄色至黄色。

【体内过程】口服吸收良好，不受进食影响，有首关消除，血浆蛋白结合率为93%。本品在肝脏经肝药酶CYP1A2和CYP2D6代谢，约75%奥氮平主要以代谢物的形式从尿中排出，30%从粪便排出。

【临床应用】精神分裂症等精神病性障碍，对阳性症状（如妄想、幻觉、紧张综合征）和阴性症状（如情感淡漠、社会退缩、思维贫乏）均有一定疗效，可用于急性期控制症状，恢复期巩固疗效以及长期维持治疗以预防复发；还可用于双相情感障碍的躁狂发作或混合发作。

【不良反应】

（1）常见的不良反应（>10%）：困倦和体重增加，用药前体重指数（BMI）较低者体重增加明显、帕金森综合征患者症状恶化。

（2）少见的不良反应（1%～10%）：头晕、食欲增强、甘油三酯水平升高、外周性水肿、直立性低血压，急性或迟发性锥体外系运动障碍。抗胆碱作用包括口干和便秘。另外还有肝脏丙氨酸氨基转移酶和门冬氨酸氨基转移酶的一过性升高，尤其是在用药初期。血浆催乳素浓度偶见一过性轻度升高。与其他抗精神病药物合用时，偶见无症状性的血液学改变如嗜酸性粒细胞增多。

（3）罕见不良反应（<1%）：光敏反应、肌酐磷酸激酶升高。

（4）有些患者服药后可引起血糖升高，原有高血糖和有糖尿病史者偶可发生酮症酸中毒或昏迷，甚至危及生命。

（5）个别患者可引起皮疹、肝炎和阴茎异常勃起，极少数患者出现抽搐，其中多有抽搐既往史和抽搐高危因素。

【禁用与慎用】禁用于对本品过敏者和闭角型青光眼。哺乳期妇女服用本药期间应停止哺乳。慎用或注意事项如下：

（1）交叉过敏反应：未见有交叉过敏反应的报道。

（2）孕妇妊娠妇女使用本品的情况尚未充分研究。女性患者服用本品期间，如果怀孕或打算怀孕，应告知医生。由于奥氮平使用经验有限，对胎儿有潜在风险，妊娠期用药应慎重。

（3）儿童慎用。

（4）老年人起始剂量为 5mg。

（5）糖尿病和存在糖尿病高危因素的患者用药时应定期进行血糖监测。

【中毒及处理】

（1）过量时的不良反应：用药 300mg（常规剂量的 30 倍）时仅见嗜睡、发音含糊，另外可能有视物模糊、呼吸抑制、低血压等。

（2）用药过量处理：本品无特殊解毒剂，中毒时应给予支持疗法和对症处理。洗胃（如患者意识不清，应先插管）和给予活性炭，可减少奥氮平的吸收。应妥善处理低血压和循环衰竭，如静脉补液和给予肾上腺素受体激动药如去甲肾上腺素，但不可使用肾上腺素。

【药物相互作用】

（1）本品的代谢可受 P450 药酶 CYP1A2 抑制剂或诱导剂的影响，氟伏沙明、环丙沙星和酮康唑等均为 CYP1A2 抑制剂，可显著地抑制本品代谢；吸烟和卡马西平能诱导 CYP1A2 的活性，合用时应注意药物相互作用。

（2）本品较少影响肝药酶 CYP1A2、CYP2C9XYP2C19、CYP2D6 和 CYP3A 的活性，与丙米嗪和地昔帕明、华法林、茶碱或地西泮合用时，未见药物相互作用。

（3）本品与锂盐合并用药时亦未见药物相互作用。

（4）服用本品的同时服用乙醇可出现镇静作用增强；与其他作用于中枢神经系统的药物合用时应谨慎。

（5）本品可拮抗多巴胺受体激动剂的作用。

（6）可引起 Q-T 间期延长的药物也应避免与本品合用。

喹硫平

喹硫平又名思瑞康，为二苯硫氮䓬类第二代抗精神病药。

【性状】本品除去薄膜衣后显白色。

【体内过程】口服后吸收良好，血浆蛋白结合率为 83%，体内分布广。主要以代谢产物排泄，73% 由尿排出；20% 由粪便排出。

【临床应用】精神分裂症等精神病性障碍，对其阳性症状、阴性症状和情感性症状均可有效，可用于急性发作期、恢复期和长期预防复发的维持治疗；还可用于双相情感障碍的躁狂发作、混合发作以及抑郁发作。

【不良反应】

（1）较常见的不良反应：困倦、头痛、头晕、心悸和直立性低血压，尚可引起甲状腺激素水平轻度降低。

（2）较少见的不良反应：便秘、口干、消化不良、肝功能异常、焦虑、体重增加和皮疹，轻度无力、鼻炎、白细胞减少、嗜酸性细胞增多，血清甘油三酯和胆固醇水平增高。

（3）锥体外系不良反应：较少发生，癫痫、恶性综合征和阴茎异常勃起罕见。

【禁用与慎用】对本品有过敏反应者禁用。哺乳期妇女服用本品期间应停止哺乳。慎用或注意事项如下：

（1）老年人较易发生直立性低血压，剂量宜小。与可延长 Q-T 间期的药物合用时应慎重。

（2）慎用于有心、脑血管疾病或有低血压倾向的患者。

（3）有肝、肾功能损害，甲状腺疾病或抽搐史者使用时亦应慎重。

（4）若有恶性综合征或迟发性运动障碍的症状出现，应减量或停药。

（5）长期用药者应注意有无白内障的发生。

（6）用药时不宜从事驾驶或操作机器等工作。

（7）慎用于妊娠患者。

（8）用于儿童和青少年的安全性和有效性尚未进行评价。

【药物相互作用】

（1）与乙醇或其他中枢神经抑制药合用，可加重中枢抑制作用。

（2）本品有诱发直立性低血压的潜在危险，可能增加某些抗高血压药的作用。

（3）本品能对抗左旋多巴和多巴胺受体激动剂的作用。

（4）与硫利达嗪合用时，本品清除率可增加 60%，需调整剂量。

（5）丙米嗪或氟西汀不改变本品药代动力学，但与抗真菌药或大环内酯类抗生素合用需慎重。

阿立哌唑

阿立哌唑为喹诺酮类第二代抗精神病药。

【性状】本品有片剂和口腔崩解片。

【体内过程】口服吸收良好，达峰时间为 3～5 小时，血浆蛋白结合率大于 99%，分布广泛，静脉注射的稳态表观分布容积为 4.9L/kg，经肝脏代谢，半衰期约为 75 小时。

【临床应用】精神分裂症等精神病性障碍，双相情感障碍的躁狂发作或混合发作。

【不良反应】

（1）常见不良反应：胃肠道功能紊乱，如便秘、消化不良、恶心、呕吐，还有头痛、乏力、焦虑、失眠、困倦、视物模糊、直立性低血压。

（2）少见不良反应：锥体外系不良反应，呈剂量依赖性，如静坐不能、震颤、四肢强直等；催乳素水平升高和体重增加；心动过速和癫痫。

（3）罕见不良反应：流涎、胰腺炎、胸痛、激越、言语障碍、自杀观念、横纹肌溶解、阴茎异常勃起、体温调节受损、迟发性运动障碍、恶性综合征。

【禁用与慎用】对本品有过敏反应者禁用。哺乳期妇女服用本品期间建议停止哺乳。慎用或注意事项如下：

（1）心脑血管疾病、肝功能损害、易发生低血压者、癫痫、有患吸入性肺炎风险、脱水患者慎用。

（2）尚未在孕妇中进行适当的控制良好的研究，只有服药的益处大于对胎儿的潜在风险时，方可用于孕妇。

（3）儿童使用本品的安全性与疗效尚未确立。

（4）老年人使用时一般不需调整剂量，但嗜睡、吸入性肺炎的发生率增加。

（5）使用本品治疗阿尔茨海默病需慎重。

（6）有癫痫病史或存在癫痫阈值降低的情况时慎用。

【中毒及处理】服用过量后可出现呕吐、嗜睡及震颤。无特异性解救方法。一旦服药过量，应严密监护，可给予支持及对症治疗，早期可用活性炭。

【药物相互作用】

（1）本品主要作用于中枢神经系统，与其他作用于中枢的药物合用时应慎重。

（2）本品可能诱发低血压，因此可能会增强某些抗高血压药物的疗效。

（3）氟西汀、帕罗西汀、奎尼丁、酮康唑可抑制本品代谢，使本品血药浓度升高。

（4）卡马西平可降低本品血药浓度。当本品与CYP3A4的诱导剂合用时，应剂量加倍。

（5）锂盐、丙戊酸钠、华法林、奥美拉唑对本品的代谢无明显影响。

齐拉西酮

齐拉西酮为苯异硫唑类第二代抗精神病药。

【性状】本品为硬胶囊，内容物为类白色至微粉色粉末。还有片剂剂型。

【体内过程】口服经胃肠道吸收，食物可使本品的吸收增加约2倍，达峰时间为6～8小时，血浆蛋白结合率大于99%，广泛分布，口服后主要经肝脏代谢，仅有少量原形药经尿液和粪便排泄，单纯肾损伤对本品的药代动力学无影响。

【临床应用】精神分裂症等精神病性障碍，双相情感障碍的躁狂发作或混合发作。

【不良反应】

（1）常见不良反应：失眠或困倦、激越或静坐不能、无力、头痛、恶心、呕吐、便秘或腹泻、口干或流涎、流感样症状或呼吸困难、心动过速、血压升高或直立性低血压、头晕、皮疹等。

（2）罕见不良反应：性功能障碍、胆汁淤积性黄疸、肝炎、抽搐、白细胞或血小板减少或增多、低血钾、低血糖、甲状腺功能减退等。

（3）长期用药可出现：锥体外系不良反应和迟发性运动障碍，催乳素水平升高和体重增加较少发生。

【禁用与慎用】禁用：对本品过敏者，有 Q-T 间期延长病史者，近期有急性心肌梗死者，非代偿性心力衰竭者，有心律失常病史者。哺乳期妇女服用本药期间建议停止哺乳。

慎用或注意事项如下：

（1）有心脏病、心动过缓、吞咽困难者、低血压倾向、脑血管疾病、严重肝功能损伤、恶性综合征病史者、癫痫病史或癫痫阈值降低（如阿尔茨海默病）者应慎用。

（2）低血钾和低血镁能增加 Q-T 间期延长和心律不齐的风险，低血钾/镁的患者应在治疗前补充电解质。

（3）定期监测心电图。

（4）对于伴有糖尿病或有糖尿病危险因素的患者应检测血糖。

（5）只有当孕妇服药的益处大于对胎儿的潜在风险时方可使用。

（6）儿童使用齐拉西酮的安全性与疗效尚未评估。

（7）与痴呆有关的老年精神病患者死亡率增加。

【中毒及处理】服用过量齐拉西酮后可能出现锥体外系症状、嗜睡、震颤、焦虑、一过性高血压、一旦过量应给予支持疗法，给氧、洗胃、静脉输液及对症处理，密切观察及监测心电图。

【药物相互作用】

（1）本品易引起剂量依赖性的 Q-T 间期延长、尖端扭转性室性心动过速，不应与延长 Q-T 间期的药物合用。

（2）本品可能诱发低血压，因此可能会增强某些抗高血压药物的疗效。

（3）本品可能存在拮抗左旋多巴和多巴胺激动剂的作用。

（4）本品主要作用于中枢神经系统，与其他作用于中枢的药物合用时应慎用。

（5）CYP3A4 诱导剂可使本品血药浓度降低；CYP3A4 抑制剂可使本品血药浓度增加。

（6）与抗酸药、口服避孕药、西咪替丁、锂盐无药物相互作用。

第四节　抗精神病药的应用原则

精神分裂症是常见的精神障碍性疾病，表现为一系列临床可辨认的心理异常性精神症状及行为异常，其病因是多元性的，与遗传、心理、社会等多种因素相关。精神分裂症的治疗应采取综合措施，如工作、娱乐治疗，心理治疗，药物治疗等。药物治疗时应注意掌握以下原则。

1. 严格掌握适应症　抗精神病药物主要用于精神病的治疗。对神经官能症患者，必要时也可选用本类药物，但选药要慎重，用药剂量、疗程应加限制。本类药物一般不用于镇静、催眠。

2. 正确评价药物疗效　本类药物作用一般较缓慢，需用药较长时间才能产生显著的临床疗效。所以，应在用药 4～6 周后再进行药效评价。切忌过早下结论、频繁换药，以免延误治疗。

3. 制订合理用药方案　本类药物的作用及药动学个体差异较大，应特别重视制订合理用药方案，做到剂量个体化。用药时应从小剂量开始，逐渐递增至产生最佳疗效的剂量，再维持治疗。必要时应进行血药浓度监测，以适时调整剂量。

4. 严密监测药物不良反应　本类药物多数有严重的不良反应及毒性，如氯丙嗪可引起锥体外系症状、迟发性运动障碍、肝损伤；氯氮平可引起粒细胞缺乏等。用药期间应严密监测，以利尽早发现。应按规定进行必要的体征、血、尿常规及肝肾功能检查。发现有肌运动障碍、高热、黄疸或病情骤然改变时，应立即采取措施。特别应注意有时药物过量也会产生情感、行为异常等症状，应与原有病情相鉴别。

5. 联合用药　临床常有将两种或两种以上抗精神病药联用，以增强疗效的情况，但这种做法多数缺乏可靠的依据。一般认为，除近年推荐 5-HT$_2$ 受体阻断剂利坦色林、奥丹西隆可与氯丙嗪等药物联用外，其他联用方案尚无确切资料能证实可提高疗效，联用反而增加了不良反应的发生率。所以，应尽量避免同类药物联用。抗精神病药物与其他作用于精神系统的药物，如三环类抗抑郁药、抗焦虑药等联用，不能增加药物疗效，有时反使病情加重或产生不良反应。抗精神病药物与抗震颤麻痹药物联用，可减轻药物引起的肌僵直等不良反应，但用药剂量要减少，用药时间不宜过长，否则，有可能引起肠麻痹、尿潴留等不良反应。

第三章　抗抑郁药

抑郁症是危害人类身心健康的常见病、多发病，是一个全球性的主要精神问题。典型的抑郁症以持续的心境低落、思维迟缓和意志活动减退（三低症状）为主要临床表现；还可以伴有睡眠障碍，食欲、性欲下降，体重减轻甚至自伤、自杀等表现；另外抑郁症患者常有自责、自罪、自卑和无助、无望感。抑郁症的病因尚不明确，研究发现可能与大脑内几种神经递质系统的功能紊乱有关，如 NE、5-HT、DA、γ–氨基丁酸（GABA），同时神经内分泌系统如下丘脑–垂体–肾上腺轴（HPA）、下丘脑–垂体–甲状腺轴（HPT）也在抑郁症患者中存在异常。对双生子和寄养子研究发现遗传因素在抑郁症发病过程中起重要作用，但是尚未发现明确一致的易感基因。另外，心理、社会因素也是抑郁症的一个重要病因。抑郁症终生患病率为 6.1%～9.5%，约 13%～20% 的人一生曾有过一次或一次以上抑郁体验，15% 的重度抑郁症患者可因自杀而导致死亡。随着社会的发展、生活节奏加快，抑郁症呈逐年增长，抑郁症已成为"21 世纪的流行病"。

第一节　三环类抗抑郁药

三环类抗抑郁药最早在 1898 年合成，由两个苯环和一个咪嗪中央环构成，具有抗抑郁活性的化合物。自从 1957 年 Kuhn 发现最初用于精神分裂症治疗的丙咪嗪具有治疗抑郁症的作用以来，已有 60 多个类似的化合物被认为具有抗抑郁活性。临床常用的有丙咪嗪、去甲丙咪嗪、氯丙咪嗪、阿米替林、多塞平等。若在三环的基础上修饰成四个环状分子，则称为四环类抗抑郁药（如阿莫沙平等），属三环类的衍生物，故也归入三环类抗抑郁药。一般和三环类抗抑郁药都可以简称为 TCAs。

一、常用药物

丙米嗪

丙米嗪又名米帕明，为三环类抗抑郁药，1957 年开始应用于临床，是最早发现的具有抗抑郁作用的化合物。

【体内过程】丙米嗪口服吸收好，生物利用度 29% ～ 77%，蛋白结合率 76% ～ 95%，一部分在肝脏变成去甲基活性代谢产物去甲丙咪嗪，最终代谢物从尿和粪便排除。老年患者对本品的代谢与排泄能力下降，敏感性增强，应减少用量。

【临床应用】

（1）治疗抑郁症用于各种原因引起的抑郁，对内源性忧郁症，反应性抑郁症及更年期抑郁症均有效，对精神分裂症伴发的抑郁状态疗效较差。

（2）焦虑和恐慌发作。对伴有焦虑的抑郁症患者症状改善明显，对恐慌发作有一定的疗效。

（3）可用于儿童遗尿、强迫症及儿童多动症的治疗。

【不良反应】治疗初期可能出现失眠与抗胆碱能反应，如口干、震颤、眩晕、心动过速、视物模糊、排尿困难、便秘或麻痹性肠梗阻等。大剂量可发生心律失常、焦虑等。其他有皮疹，体位性低血压。偶见癫痫发作和骨髓抑制或中毒性肝损害。

【禁用与慎用】严重心脏病、青光眼、排尿困难、支气管哮喘、癫痫、甲状腺功能亢进、谵妄、粒细胞减少、肝功能损害者、对三环类药过敏者和孕妇禁用。哺乳期妇女在使用本品期间应停止哺乳。6 岁以下儿童禁用。6 岁以上儿童酌情减量。

【药物相互作用】

（1）MAOIs 可增强丙咪嗪不良反应，故应用时必须停用 MAOIs。

（2）丙咪嗪可增强中枢抑制药的中枢抑制作用，并可阻断胍乙啶及甲基多巴的降压作用，与可乐定合用可使血压过度下降，故均不宜合用。

（3）丙咪嗪可增强抗胆碱药的作用，合用时应酌情减少后者用量。

多塞平

多塞平又名多虑平、凯舒。是临床较常用的 TCAs。

【体内过程】口服吸收好，生物利用度为 13% ～ 45%。在肝脏生成活性代谢产物去甲多塞平，代谢物自肾脏排泄，并能从乳腺分泌。大部分 24 小时从尿中排除。

【临床应用】作用与丙米嗪类似，抗抑郁作用比后者弱。抗焦虑、镇静催眠作用较强，并有抗抽搐作用。

【不良反应】治疗初期可出现嗜睡与抗胆碱能反应，如多汗、口干、震颤、眩晕、视物模糊、排尿困难、便秘等。其他有皮疹、体位性低血压。

【禁用与慎用】严重心脏病、近期有心肌梗死发作史、癫痫、青光眼、尿潴留、甲状腺功能亢进、肝功能损害、谵妄、粒细胞减少、对三环类药物过敏者。儿童、孕妇及哺乳妇女慎用。

【药物相互作用】

（1）与舒托必利合用，有增加室性心律失常的危险，严重者可致尖端扭转心律失常。

（2）与乙醇或其他中枢神经系统抑制药合用，中枢神经抑制作用增强。

（3）与肾上腺素、去甲肾上腺素合用，易致高血压及心律失常。

（4）与可乐定合用，后者抗高血压作用减弱。

（5）与抗惊厥药合用，可降低抗惊厥药的作用。

（6）与氟西汀或氟伏沙明合用，可增加两者的血浆浓度，出现惊厥，不良反应增加。

（7）本品与阿托品类合用，不良反应增加。

（8）不可与 MAOIs 合用，使用本品必须在停用后者至少 2 周以上，否则可能引起高血压危象，甚至导致死亡。

阿米替林

阿米替林又名依拉维，是临床上常用的三环类抗抑郁药。

【体内过程】本品口服吸收完全，体内分布广泛，95% 与血浆蛋白结合，部分经肝脏代谢为去甲替林，本产物仍有抗抑郁作用。由肾脏及肠道排出，排泄慢，药物消除半衰期为 10 ～ 50 小时。

【临床应用】本品在三环类抗抑郁药中镇静效应最强，对抑郁患者可使情绪明显改善，适用于治疗焦虑性或激动性抑郁症，并可缓解抑郁状态。对内因性抑郁症和更年期抑郁症疗效较好，对反应性抑郁症及神经官能症的抑郁状态亦有效。对兼有焦虑和抑郁状态的患者，疗效优于丙米嗪。亦能用于治疗小儿遗尿症。

【不良反应】与丙咪嗪等三环类抗抑郁基本相似，治疗初期可能出现抗胆碱能反应，如口干、视物模糊、排尿困难、便秘等。中枢神经系统不良反应可出现嗜睡，震颤、眩晕。可发生体位性低血压。

【药物相互作用】

（1）不可与 MAOIs 同用，否则可能出现高血压危象等严重的不良反应。

（2）可削弱或消除肾上腺素能神经阻滞剂（如胍乙啶）的降压作用，不可合用。

（3）可增强抗胆碱能药物和拟肾上腺素药的作用，均不可合用。

（4）吩噻嗪类药物可抑制本品的代谢，合用使本品毒性增加，故不可合用。

（5）巴比妥类药物能促进本品代谢，使本品疗效降低、毒性增加，故不宜合用。

（6）可降低机体对乙醇的耐受性，故用药期间应禁酒。

氯米帕明

氯米帕明又称氯丙咪嗪、安拿芬尼。

【体内过程】口服吸收完全而稳定，生物利用度 30% ～ 40%，蛋白结合率 96% ～ 97%，2 小时达药峰浓度，药物消除半衰期为 21 小时。在肝脏代谢，活性代谢物为去甲氯米帕明，由尿排出。

【临床应用】用于治疗各种类型、不同严重程度的抑郁障碍。也常用于治疗强迫症、惊恐障碍与焦虑障碍，目前认为其抗强迫疗效强于其他抗抑郁药。

【不良反应】主要不良反应有口干、多汗、震颤、眩晕、视力模糊、便秘等，一般服药数日后自行消失，或减少药量后消失。大剂量用药偶尔可发生心脏传导阻滞、心律失常、心电图改变、失眠、一过性意识障碍、焦虑症状加重和皮肤过敏等反应。减药和停药后症状减轻或消失。

【药物相互作用】

（1）可降低机体对乙醇的耐受性，故用药期间应禁酒。

（2）不可与MAOIs同用，需在停用14天后才可使用，否则可能出现高血压危象、活动性过度、高热、剧烈抽搐、昏迷和死亡等严重的不良反应。

（3）可与催眠药和抗焦虑药同用。

（4）可削弱或消除肾上腺素能神经阻滞剂（如胍乙啶）的降压作用，不可合用。

（5）哌醋甲酯、氟西汀、甲氰咪胍可增加氯丙咪嗪的血药浓度，合用应注意监测。

阿莫沙平

阿莫沙平又称氯氧平、氯哌氧䓬。是一种四环类抗抑郁药。

【体内过程】服后吸收迅速，在肺、心、肾、脑、脾组织中浓度较高。组织内浓度比血浆浓度高10倍。经肝脏代谢为7-羟基阿莫沙平和8-羟基阿莫沙平，均有抗抑郁活性，大部分代谢产物与葡萄糖醛酸结合，最后从肾脏排出，小量自粪便排出。

【临床应用】本品适用于治疗各型抑郁症，对其他抗抑郁药治疗无效的内源性抑郁症亦有效。

【不良反应】常见的有消化道反应：口干、便秘。偶见眩晕、嗜睡、肌震颤。长期大量应用时可见锥体外系症状。罕见心率轻度升高、体位性低血压。禁用于严重心、肝、肾功能不良者。

第二节　选择性 5-HT 再摄取抑制药

选择性 5-HT 再摄取抑制剂（SSRIS）是近年来抗抑郁药研究和应用中最重要的一类新药，自 20 世纪 80 年代的第一个选择性 5-HT 再摄取抑制剂氟西汀开发成功并应用于临床后，又出现了舍曲林、帕罗西汀、氟伏草胺和西酞普兰等同类药物，其共同的药理特征是抑制神经元再摄取 5-HT，而对 NE 的再摄取抑制很小，几乎不影响 DA 的再摄取。因此，SSRIs 具有较高的抗抑郁和抗焦虑双重效应，也克服了 TCAs 诸多不良反应，如较少引起镇静，也不损害精神运动功能，对心血管、自主神经系统功能影响较小，成了继 TCAs 之后临床抗抑郁治疗的一线用药。

一、常用药物

氟西汀

氟西汀又名百忧解。

【体内过程】口服后吸收快，6～8 小时血药浓度达到峰值，大约 95% 与血浆蛋白结合。主要在肝脏中代谢成活性代谢产物去甲氟西汀及其他代谢物，最后经肾脏缓慢排泄。药物消除半衰期 48～72 小时，代谢产物去甲氟西汀消除半衰期长达 7～9 天。

【临床应用】适用于各型抑郁症，尤宜用于老年抑郁症。可用于强迫症、恐惧症、神经性贪食症。

【不良反应】早期常见不良反应为恶心、头痛、口干、出汗、视物模糊、失眠、焦虑等。可引起性功能障碍，皮疹发生率为 3%。因氟西汀半衰期较长，故肝肾功能较差者或老年患者，应适当减少剂量。

【药物相互作用】

（1）与卡马西平、三环类抗抑郁药同服，可使它们的血药浓度升高，合用时应适当调整剂量。并定期监测血药浓度。

（2）禁与MAOIs合用，停MAOIs改氟西汀治疗至少间隔2周，从氟西汀改用MAOIs至少需要间隔5周。

（3）因与血浆蛋白结合率高，与华法林、地高辛合用时可影响它们的药代动力学而出现严重不良反应。

帕罗西汀

帕罗西汀又名赛乐特。

【体内过程】口服吸收快而完全，3～8小时血药浓度达到峰值，半衰期24小时。分布广泛，95%与血浆蛋白结合。帕罗西汀经肝代谢，故肝功能不全时用量宜小，帕罗西汀无活性代谢产物。主要经肾脏排泄，少量经粪便排出。

【临床应用】适用于治疗各种类型的抑郁症，特别是伴有明显焦虑症状和睡眠障碍的抑郁症和惊恐障碍。一般在治疗1～2周起效。

【不良反应】帕罗西汀的不良反应少且较轻微。主要有口干、恶心、厌食、便秘、嗜睡、出汗、震颤、失眠、性功能障碍，继续治疗可逐渐减少。偶有不安、幻觉、轻度躁狂、红绿色盲、呕吐及5-HT综合征、血小板减少症等。长期治疗耐受性良好。

【药物相互作用】

（1）对细胞色素酶P450同功酶有抑制作用，与三环类抗抑郁药物阿米替林、丙咪嗪合用时可增加后者血药浓度，导致副反应增加。

（2）与抗精神病药合用时，也可强化抗精神病药对 D_2 受体的阻断作用，加重锥体外系反应。

（3）帕罗西汀不能与 MAOIs 药物合用，两药合用可导致 5-HT 能过强，引起 5-HT 综合征。

（4）帕罗西汀联合华法林治疗时能增加华法林血药浓度，并增加其出血倾向，因此使用时应注意监测其凝血功能。

舍曲林

舍曲林又名郁乐复、左洛复。

【体内过程】口服吸收缓慢，达峰时间 6～8 小时，由肝脏代谢，肝功能不全时用量宜小，药物消除半衰期约 22～36 小时，代谢产物无活性，通过尿液和胆汁排出体外。舍曲林半衰期比氟西汀短，故停药后血药浓度下降较快，较易于出现停药综合征。

【临床应用】适用于抑郁状态，包括伴随焦虑、有或无躁狂史的抑郁症、抑郁性疾病的相关症状等。继续服用舍曲林可有效地防止抑郁症的复发。

【不良反应】长期耐受性良好，毒性低。副作用轻微，主要有消化道症状如恶心、呕吐、厌食、腹痛、腹泻。继续治疗可逐渐消失。

【药物相互作用】

（1）不宜与胺氧化酶抑制剂合用，服用 MAOIs 时或停用 MAOLs14 天内不能服用本品。

（2）不宜与锂盐、色氨酸合用。

氟伏沙明

氟伏沙明又名氟伏草胺。

【体内过程】口服吸收完全，服药 3～8 小时达到药峰浓度，80%与血浆蛋白结合。主要在肝脏中代谢，经肾脏排泄。单剂量服用药物消除半衰期 13 ～ 15 小时，肝功能不全时，用量宜小。如突然停药，易出现停药综合征。

【临床应用】适用于各种类型的抑郁症及相关症状的治疗，对抑郁症并发焦虑、老年抑郁症、重症抑郁症、轻度抑郁症和心境恶劣等有效。

【不良反应】常见的不良反应是恶心和消化不良，也可见性功能障碍及睡眠障碍如嗜睡或失眠，偶尔可导致头痛。

【药物相互作用】

（1）本品禁与 MAOIs 合用，如果病人服用 MAOIs 改服本品，治疗初期应注意；如为不可逆转的 MAOIs，至少应停药 2 周；如为可逆转的 MAOIs（如吗氯贝胺）停药 1 天后可改服。

（2）本品不宜与三环类抗抑郁药同用。本品可增加三环类抗抑郁药血浆浓度。

（3）本品可提高普萘洛尔血浆浓度，同服时应减少普萘洛尔的剂量。

西酞普兰

西酞普兰又名喜普妙。

【体内过程】口服易吸收，不受食物影响，达峰时间为 4 小时，半衰期约 35 小时，因半衰期长，故即使突然停药，其血药浓度也是逐步衰减，不易出现停药综合征。老年人使用西酞普兰时其血药浓度比年轻人高四倍，故应用于老年人时剂量宜低。药物和代谢产物主要通过尿液和粪便排出。

【临床应用】适用于各种抑郁症、老年性痴呆、多发梗塞性痴呆、强迫症、惊恐发作、酒精滥用和脑卒中后的病理性情感异常。

【不良反应】西酞普兰不良反应较少，常见的是恶心、腹泻、口干、睡眠障碍、头痛、出汗等。通常在治疗开始的第一或第二周时比较明显，随着抑郁状态的改善一般都逐渐消失。

【药物相互作用】

不可与 MAOIs 同服。停用单胺氧化酶抑制 14 天后方可使用本药。但如使用可逆性 MAOIs 如吗氯贝胺，则可于停药后一天使用。

第三节   5-HT$_{2A}$ 拮抗药及 5-HT 再摄取抑制药

曲唑酮和奈法唑酮是一类三唑吡啶衍生物 – 苯哌嗪类药物，该类药物药理机制不同于其他几种抗抑郁药，对 5-HT 系统的影响比较复杂，既有激动作用又有拮抗作用，被视作 5-HT 能部分激动剂 / 拮抗剂。曲唑酮于 20 世纪 60 年代在意大利合成，也是最早被称为"第二代抗抑郁药"的药物，后来为改进曲唑酮的强镇静作用和导致体位性低血压作用，又研制了奈法唑酮，由于药理学机制相仿，统称为 5-HT$_{2A}$ 拮抗药及 5-HT 再摄取抑制药（SARIs）。

曲唑酮

曲唑酮的化学结构不同于其他抗抑郁药，虽然它的一些侧链与 TCAS 和吩噻嗪类相似，但其结构还包括了三唑部分，这部分可能与抗抑郁作用有关。

【体内过程】曲唑酮口服吸收好，药物达峰时间为 1 ～ 2 个小时，半衰期为 6 ～ 11 个小时，因此应每日两次服药。在肝脏中进行代谢，75% 的代谢产物通过尿液排泄。

【临床应用】

（1）抑郁症曲唑酮具有抗抑郁、抗焦虑、镇静作用，心脏毒性低及其他不良反应轻微的特点。主要用于治疗抑郁症，抗抑郁作用与 TCAs 及 SSRIs 相当或稍逊，该药尤其适用于有睡眠障碍的抑郁症患者；曲唑酮更适用于伴有抑郁症状的精神分裂症患者；对于严重抑郁障碍患者的疗效不理想。

（2）失眠曲唑酮能够显著改善睡眠质量，如增加总的睡眠时间，减少梦魇惊醒次数，减少快眼动（REM）睡眠时间。

【不良反应】曲唑酮的副作用主要是由于拮抗突触后 α_1- 肾上腺素受体和抗组胺活性所致。主要为镇静作用和体位性低血压，无抗胆碱能副作用。

（1）中枢神经系统副作用，除镇静作用外，头晕、头痛较常见，尤其是老年人；转躁作用较 TCAs 要小。

（2）心血管系统副作用，可出现体位性低血压，与 m- 肾上腺素受体阻断有关，多在服药后不久出现，4～6 小时后消失，饭中服药可减轻；少数报道曲唑酮在有室性期前收缩的患者中可引起心律失常；极少数可出现粒细胞减少，一般不严重，若患者出现喉痛、发热应予注意。

（3）其他副作用有口干、恶心、呕吐，肠易激惹综合征也较常见。

【药物相互作用】曲唑酮可加强其他中枢抑制剂的抑制作用，因此不宜与其他镇静催眠药物联用（包括酒）；曲唑酮不宜与降压药和 MAOIs 联用。

奈法唑酮

由于曲唑酮的强镇静和导致体位性低血压的作用，药物研究者希望通过发现另一种微分子化合物和利用受体结合技术来加以完善，同时又能保持有效的药理结构。奈法唑酮就是在这种思路下出现的新型 SARIs，它的化学结构与曲唑酮相似，与曲唑酮具有相同的活性代谢产物，被认为是曲唑酮同族化合物。

【体内过程】口服吸收完全，由于在肝脏中的广泛代谢，绝对生物利用度仅有 15% ～ 23%。口服后 1 ～ 3 小时达峰，加大剂量平均血药浓度不成比例升高。老年女性中奈法唑酮代谢率是年轻人的二分之一，因此应用于老年人时，剂量应减小。

【临床应用】奈法唑酮主要用于治疗抑郁症，它在治疗中、重度抑郁症和慢性、复发性抑郁症时的抗抑郁作用和丙米嗪、氟西汀及帕罗西汀相当，初步研究发现该药对伴有焦虑的抑郁症患者同样有效。

【不良反应】该药相对安全，副作用主要为恶心、头晕、头痛、口干、嗜睡、便秘、失眠、视物模糊等。不良反应呈剂量依赖性。奈法唑酮极少引起性功能副作用、体重增加和心脏毒性。对于孕妇和哺乳期妇女的安全性研究不充分，应慎用。

【药物相互作用】奈法唑酮不宜与三唑仑、阿普唑仑、西沙必利及第三代抗组胺药如特非那定、阿司咪唑等联用；奈法唑酮也可以中等程度地增加氟哌啶醇和地高辛的血药浓度，联用时应予监测血药浓度；同时和所有抗抑郁药一样，奈法唑酮不能与 MAOIs 联用。

第四节　选择性 NE 再摄取抑制药

本类选择性抑制 NE 的再摄取，用于脑内 NE 缺乏的抑郁，尤其适用于尿检 MH-PG（NE 的代谢产物）显著减少的抑郁患者。本类特点是奏效快，镇静、抗胆碱和降压比 TCAs 弱。

瑞波西汀

【体内过程】瑞波西汀口服吸收迅速，生物利用度为 92%，1.5 ～ 2

小时达到血药峰浓度，血浆蛋白结合率97%，药物消除半衰期13小时，有多种代谢产物，主要通过尿液排出。

【临床应用】主要用于抑郁状态的治疗，对重症抑郁的治疗亦有效。

【不良反应】本品不良反应较少，常见有口干、便秘、多汗、失眠、勃起困难、排尿困难、尿潴留、心率加快、静坐不能、眩晕或体位性低血压。

【药物相互作用】本品与MAOIs、潘生丁、普萘洛尔、阿普洛尔、美沙酮、丙咪嗪、氯丙嗪等药物有协同作用。

第五节　5-HT和NE再摄取抑制药

文拉法辛

文拉法辛又名文拉法新，万拉法新，怡诺思，有普通型制剂和缓释型制剂2种。

【体内过程】文拉法辛达峰时间约1.5小时与食物同服可延长吸收时间，减少不良反应率，但不影响吸收总量。血浆蛋白结合率约30%，半衰期约5小时，代谢物为去甲文拉法辛，其抗抑郁作用与文拉法辛相似。文拉法辛在肝脏代谢，主要从尿中排出。

【临床应用】适用于各种抑郁症，包括伴有焦虑的抑郁症的治疗，还可用于治疗广泛性焦虑症。

【不良反应】不良反应通常在治疗的早期发生，在持续治疗中逐步减轻或消失。主要不良反应有恶心、嗜睡、口干、困倦、便秘、紧张、出汗、头痛、男性射精异常或性欲亢进、失眠、血压升高等。

【药物相互作用】

（1）与氟哌啶醇合用可增加氟哌啶醇的血药浓度，最大血药浓度可增加 88%，但清除半衰期不变。

（2）与 MAOIs 合用可引起 5-HT 综合征，必须合用时应注意，MAOIs 至少停用 2 周后，方可用文拉法辛；文拉法辛至少停用 1 周后，方可用 MAOIs。

度洛西汀

【体内过程】度洛西汀口服吸收完全，平均滞后 2 小时药物开始被吸收，口服 6 小时后度洛西汀达到最大血浆浓度。一般于服药 3 日后达到稳态血药浓度。与血浆蛋白有高度亲和性，结合率在 90%以上。

【临床应用】度洛西汀可用于重性抑郁障碍和糖尿病性神经病变所致的疼痛。

【不良反应】常见的不良反应包括恶心、口干、便秘、食欲下降、疲乏、嗜睡、出汗增多等。度洛西汀可能导致血清转氨酶升高。对度洛西汀过敏者禁用。

第六节　单胺氧化酶抑制剂

单胺氧化酶抑制剂（MAOIs）属于非环类抗抑郁药是 20 世纪 50 年代发现的第一代抗抑郁药物，由于毒性较大，在临床上逐渐被三环类抗抑郁药物和其他抗抑郁药物取代。传统 MAOIs 包括：苯乙肼、异卡波肼、超苯丙环胺，新一代 MAOIs 以吗氯贝胺为代表。

吗氯贝胺

【体内过程】吗氯贝胺口服吸收完全而迅速，1～2小时血药浓度达到峰值，组织分布广泛，约50%与血浆蛋白结合，经肝脏代谢，并有多种代谢产物。药物消除半衰期为1～2小时。

【作用】本品在体内选择性对MAO-A产生显著抑制，与苯乙肼和超苯环丙胺比较，其抑制作用具有选择性强、可逆性和作用短暂的特点。动物实验研究表明，吗氯贝胺可使鼠脑局部和整个大脑内的NE、DA、5-HT的甲基化代谢产物浓度增高。

对酪胺增压效应较不可逆MAOIs敏感性减弱，且作用时间显著缩短。这可能与其选择性抑制MAO-A而不影响MAO-B对酪胺的脱氨基有关。另外，吗氯贝胺对精神活动性和认知功能没有显著影响。

【临床应用】对内源性和外源性抑郁症均有效，可用于对三环类抗抑郁药治疗无效的抑郁病人，对老年抑郁症、非典型抑郁症、伴焦虑、恐怖症状的抑郁患者效果良好。

【不良反应】明显低于苯乙肼和超苯环丙胺等不可逆MAOIs，病人耐受性好。少数病人可出现头晕、头痛、口干、震颤、失眠、恶心、出汗和心悸。

【注意事项】

（1）避免食用过量的含酪胺的食物。

（2）餐后服用本药，以减少食物中酪胺引起高血压的可能性。

（3）肝功能障碍或与西咪替丁合用时应减少药物剂量，否则可以使血浆中吗氯贝胺浓度过高。

【药物相互作用】

（1）禁与间接作用拟交感神经药物合用，否则可能出现高血压、头痛、出汗、心悸等不良反应。

（2）避免与哌替啶、美沙芬合用。

第七节　NE 能与特异性 5-HT 抗抑郁药

米氮平

米氮平又名瑞美隆，米塔扎平，是第一个对 NE 和 5-HT 具有双重抑制作用的抗抑郁药物。

【体内过程】口服后很快被吸收，生物利用度约为 50%，约 2 小时后血浆浓度达峰值。约 85% 与血浆蛋白结合。平均半衰期为 20 ～ 40 小时，在肝脏代谢为去甲基米氮平，其活性为原型的 1/3 ～ 1/4，平均半衰期为 20 ～ 40 小时，代谢后通过尿液和粪便排除，肝肾功能不良可引起米氮平降低。

【临床应用】用于各种抑郁症，包括重度抑郁、伴发焦虑的抑郁、老年抑郁、复发性短暂抑郁障碍和心境恶劣等。还可用于治疗惊恐障碍、创伤后应激障碍（PTSD）和广泛性焦虑（GAD）的治疗。

【不良反应】不良反应有口干、嗜睡、镇静、食欲增加和体重增加，偶见体位性低血压、躁狂症、惊厥发作、震颤、肌痉挛、浮肿、急性骨髓抑制、血清转氨酶水平增加和药疹等不良反应。

【药物相互作用】

（1）本品可加重酒精对中枢抑制作用，因此在治疗期间应禁止饮酒。

（2）两周之内或正在使用 MAOIs 的病人不宜使用。

第八节 NE 与 DA 再摄取抑制药

安非他酮

安非他酮也称布普品、丁胺苯丙酮。为单环的氨基酮类衍生物，属于肾上腺能调节剂。

【体内过程】安非他酮是一种消旋混合物，口服吸收迅速，80% 经胃肠吸收，2 小时达到血药峰浓度，本品和其代谢物分别在用药后 5 天和 8 天达到稳态血浆浓度。药物消除半衰期 21 小时，主要经肾脏和粪便排泄。

【临床应用】适用于对其他抗抑郁药疗效不明显或不能耐受的抑郁病人的治疗，另外还可以用于辅助戒烟。

【不良反应】常见有激动、口干、失眠、恶心、便秘和出汗等。无抗胆碱能不良反应，心血管方面不良反应很小。低剂量较安全，剂量超过 450mg/d 时易引起癫痫发作。

【药物相互作用】

（1）不可与 MAOIs 联用，因其可加重后者毒性。

（2）卡马西平可加快本药的代谢，从而降低本药的抗抑郁作用。

（3）本药不可与 SSRIs 及锂盐合用。

第九节 α_2- 拮抗和 5-HT$_2$、5-HT$_3$ 拮抗药

米安色林

米安色林又称甲庚吡嗪是一种四环类抗抑郁药，抗抑郁疗效和

TCAs 相近或稍逊。

【体内过程】吸收快，达峰时间 3 小时，达稳定浓度时间 6 日，主要由尿排出，半衰期平均为 32 小时。

【临床应用】适用于药物治疗的各型抑郁症患者，特别适用于有焦虑、失眠的抑郁患者。但低血压、白细胞计数低的患者禁用。

【不良反应】主要副作用有嗜睡、口干、便秘、关节痛、水肿、低血压，一般可以耐受，长期使用可逐渐减少。抗胆碱能副作用轻微。少数老年人可能出现心电图 T 波改变和 S-T 段降低。青光眼、排尿困难、脑部器质性病变、癫痫及未控制糖尿病患者慎用，躁狂者禁用。

【药物相互作用】本品能加强乙醇对中枢神经的抑制作用；不能与可乐定、甲基多巴、胍乙啶、普萘洛尔等合用，如需合用须严密监测血压；不宜与单胺氧化酶抑制剂合用。

第十节　抗抑郁药的应用原则

抗抑郁药是当前治疗各种抑郁障碍的主要药物，能有效解除抑郁心境及伴随的焦虑、紧张和躯体症状。有效率约 60% ～ 80%。在抗抑郁剂的应用中，需注意以下几点：

（1）诊断要明确，主要强调对抑郁综合征的正确认识，药物治疗主要是对症治疗，只要存在抑郁综合征，就应该给予抗抑郁药治疗，这与对患者同时存在的其他疾病的治疗并不冲突。

（2）全面考虑患者症状特点、年龄、躯体状况、对药物的耐受性、有无并发症，因人而异个体化合理用药。

（3）治疗前向患者及家人阐明药物性质、作用和可能发生的副作用及对策，争取他们的主动配合，按时按量服药，提高治疗的依从性。

（4）剂量从小剂量开始，逐步递增，尽可能采用最小有效量，使副作用减至最少，以提高服药的依从性。

（5）小剂量疗效不佳时，根据副作用和耐受情况增至足量（有效药量上限）和足够长的疗程（4～6周）。

（6）如仍无效，可考虑换药，换用同类另一种药物或作用机制不同的另一类药。应注意氟西汀需停药5周后才能换用MAOIs，其他SSRIs需2周。MAOIs停用2周后才能换用SSRIs。

（7）尽可能单一用药，应足剂量、足疗程治疗。当换药治疗无效时可考虑两种作用机制不同的抗抑郁剂联合使用。一般不主张联用两种以上抗抑郁剂。

（8）倡导全程治疗。

（9）治疗期间密切观察患者病情变化和副作用并及时处理。

（10）所有的抗抑郁药在停药时均应逐渐缓慢减量，不要骤停，否则可能出现撤药综合征，表现为头晕、恶心、呕吐、乏力、易激惹与睡眠障碍等症状。所有的抗抑郁药都可能诱发躁狂或快速循环，对双相情感障碍抑郁发作，抗抑郁剂应与心境稳定剂联合使用。对双相快速循环型患者应禁止使用抗抑郁剂，以免加重快速循环发作。

第四章 心境稳定剂

心境稳定剂又称抗躁狂药，是指临床用于治疗躁狂症，并有预防双相情感障碍的躁狂和抑郁发作，且不会诱发躁狂或抑郁转相或导致频繁发作的一类药物。碳酸锂是最常见的抗躁狂症药。枸橼酸锂，抗癫痫药卡马西平、丙戊酸钠、丙戊酸镁也具有抗躁狂作用。此外抗精神病药氯丙嗪、氟哌啶醇、氯氮平、奥氮平等也可作为抗躁狂的辅助用药。

双向情感性精神障碍又称躁郁症，是一类以情感的异常高涨或低落为特征的精神障碍性疾病。躁狂抑郁症表现为躁狂或抑郁两者交替反复发作。具有周期性和可缓解性，间歇期病人精神活动完全正常，一般不表现人格缺损。首次发病多在16～30岁之间。女性患者多于男性。躁狂症的典型表现为情绪高涨、思维敏捷和言语动作增多。而抑郁症的典型表现与躁狂症相反，表现情绪低落、思维迟钝及言语动作减少。其病因可能与脑内单胺类功能失衡有关，但5-HT缺乏是其共同的生化基础。在此基础上，NE功能亢进可能导致躁狂，发作时患者情绪高涨、联想敏捷、活动增多。NE功能不足可能出现抑郁，表现为情绪低落、言语减少，精神、运动迟缓，常自责自罪，甚至企图自杀。

第一节　锂　盐

碳酸锂

锂盐自 18 世纪用于治疗痛风、高血压、肾结石、癫痫等，但因疗效不明显而被淘汰。20 世纪澳大利亚医生 Cade（1949）首先阐述了锂盐对躁狂发作的成功治疗，但由于副作用较重，未能得到推广。20 世纪 60 年代中期,，碳酸锂治疗双向性情感障碍的躁狂状态、躁狂发作以及预防双向性情感障碍的成功经验的报道增多，另外血锂监测手段的发展，降低了毒副反应，使其应用日趋广泛。

【性状】锂是一种微量元素，属碱金属。锂的化学性质活跃，以盐的形式存在。本品为白色无定形或结晶性粉末，无臭，稍有碱味。溶于水，几乎不溶于乙醇。熔点为 618℃。目前锂盐有多种剂型，常用的有碳酸锂片剂、胶囊剂、糖浆剂和枸橼酸锂缓释剂。

【体内过程】口服易吸收，吸收部位主要在小肠，1～2 小时血药浓度达峰值：连续服用常规剂量，约 5～7 日血药浓度达稳态。吸收后分布于全身各组织，通过血脑屏障进入脑组织和神经细胞需要一定时间，锂离子不与血浆蛋白结合。药物消除半衰期为 18～20 小时，主要经肾排泄，少量从粪便、汗、乳汁排泄。老年人锂廓清率下降，碳酸锂的治疗量应减少。

【临床应用】

（1）治疗和预防躁狂症发作，并可用于治疗和防止双向性情感障碍的复发。对精神分裂症，分裂情感性精神病及其他精神疾病伴随的兴奋状态和冲动行为，也有一定疗效。

（2）用于各种原因引起白细胞减少症，尤其是化疗引起的粒细胞减少，亦可用于再生障碍性贫血。

（3）对子宫肌瘤合并月经过多、功能性子宫出血及其他月经过多症的治疗，具有一定疗效。

【不良反应】

（1）消化系统最常见的表现有口干、烦渴、多饮、便秘、腹泻、恶心、呕吐、上腹疼痛等。如出现频繁呕吐和严重腹泻，则可能是中毒先兆，应减量或停药。长期应用可引起体重增加及味觉减退等。

（2）神经系统表现有乏力、萎靡、嗜睡、记忆力减退、视物模糊、双手细小震颤、腱反射亢进等。如出现粗大震颤，意识模糊则预示锂盐中毒，应停药并密切观察。

（3）心电图改变有 T 波低平，QRS 波群延长，心律不齐等症状。

（4）内分泌系统长期服用可引起甲状腺功能低下，发生率约5%，多见于女性。约30%出现促甲状腺激素（TSH）升高，但甲状腺素并不明显降低，极少数患者可引起甲状旁腺功能亢进，出现血钙升高。

（5）肾脏功能损害早期表现有多尿，严重者可发生尿崩症。病理表现可见肾单位上皮细胞肿胀和糖原沉积，尿液浓缩功能降低，中毒时发生肾衰竭。

【禁用与慎用】对本品过敏、严重心血管疾病、中枢神经系统疾患（如癫痫、帕金森综合征）、脱水、糖尿病、甲状腺功能低下、肾功能不全、严重衰弱、严重感染、12 岁以下儿童、尿潴留及使用利尿药者禁用。老年人锂盐排泄慢，易产生蓄积中毒，宜慎用。

【药物相互作用】

（1）抗精神病药抗精神病药尤其是氟哌啶醇，可能增加锂盐的神经毒性作用，引起共济失调、意识障碍、癫痫发作等。同时，抗精神病药的镇吐作用会掩盖锂盐中毒时的恶心呕吐表现。

（2）排钠利尿药如噻嗪类利尿药可使锂盐的肾脏清除率降低25%。因此，必须合用时需调整锂盐剂量。

（3）碱性药物如与氨茶碱、咖啡因、碳酸氢钠合用时，可增加锂盐的排泄，降低血锂浓度和药效。

（4）碘化物与碘化物合用时可促发甲状腺功能低下。

（5）非留体类抗炎药（NSAIDs）该类药物多数可以降低血锂的清除率，导致血锂浓度升高而致中毒。

（6）强心苷锂盐与强心苷合用时需注意二者共有的心脏毒性。

（7）抗抑郁药与选择性5-HT再摄取抑制剂（SSRIs）合用时，会增加发生5-HT综合征的危险。

（8）其他药物凡影响肾功能或水和电解质平衡的药物均可能与锂盐发生相互作用，临床合用时应予以注意。

第二节　抗癫痫药

抗癫痫药物中治疗双相障碍常用的有丙戊酸盐、卡马西平和拉莫三嗪。抗躁狂疗效与锂盐类似，对混合性发作和快速循环发作的疗效较好。

丙戊酸盐

常用的丙戊酸盐有丙戊酸钠和丙戊酸镁，丙戊酸钠是广谱抗癫痫药。

【体内过程】丙戊酸盐空腹吸收完全，血药浓度2小时可达峰值，与食物同服吸收明显延迟。血浆蛋白结合率90%左右，主要分布于细胞外液，游离药物可通过血脑屏障，脑脊液中药物浓度是血药浓度的

1/10。主要在肝脏经 CYP2D6 酶代谢，其中两种代谢产物仍有抗惊厥作用。

【临床应用】丙戊酸盐控制急性躁狂作用与锂盐相似，与锂盐不同的是治疗血药浓度范围较宽，一般治疗急性躁狂的有效血浓度在 50 ～ 125ug/ml，且该范围上限的治疗效果更好。在加用碳酸锂或抗精神病药物的基础上疗效可得到增强。丙戊酸盐长期应用对双相障碍的反复发作有效，特别是对快速循环发作及混合性发作治疗效果较好，对双相障碍有预防发作的作用。丙戊酸盐与碳酸锂一样，是目前使用最为普遍的心境稳定剂，疗效与碳酸锂相近，但比锂盐的适用人群更广泛。对碳酸锂疗效不佳或不能耐受的患者是较为理想的替换药物，特别是双相Ⅱ型有较好的维持疗效。

【不良反应】丙戊酸盐的不良反应与其他抗癫痫药、锂盐及抗精神病药相比，发生率低，患者耐受性较好，且较少发生认知功能损害。常见的不良反应有消化道反应，如恶心、呕吐、畏食、腹泻等。少数患者可出现嗜睡、震颤、共济失调、脱发、异常兴奋和烦躁不安等。少数人发生罕见的严重不良反应，虽与剂量无关，但都可能是致命的，包括不可逆的肝功能损害、急性出血性胰腺炎及粒细胞缺乏症。因此，肝功能不良者及儿童应慎用。用药期间注意定期检查肝功能和血象。

【药物相互作用】

（1）由于丙戊酸盐的血浆蛋白结合率高，与其他血浆蛋白结合率高的药物如阿司匹林、磺胺类等合用时会增加其游离血药浓度，使药效和毒性作用都增强。

（2）与氯硝西泮合用时可引起失神性癫痫状态，不宜合用。

（3）与抗凝药如华法林及溶栓药合用时，出血的危险性增加。

（4）与氟哌啶醇、噻吨类及吩噻嗪类抗精神病药、三环类抗抑郁药、单胺氧化酶抑制剂合用时，可降低丙戊酸盐的药效。

（5）丙戊酸盐能抑制苯妥英钠、苯巴比妥、扑米酮、乙琥胺的代谢，使血药浓度升高。

卡马西平

卡马西平又名酰胺咪嗪，奥卡西平是卡马西平的酮基衍生物，其化学结构与丙米嗪相似。卡马西平最初用于治疗三叉神经痛，目前是常用的抗癫痫药物。

【体内过程】卡马西平口服吸收缓慢且不规则，2～8小时血药浓度达峰值，血浆蛋白结合率为75%～80%，脑、肝、肾中浓度较高。约40%经肝脏代谢，卡马西平能诱导肝药酶的产生，会加速自身代谢，当用药3～4周后，由于酶诱导作用使血浆浓度下降，应注意剂量调整。本品大约25%以原形从肾排泄。

【临床应用】卡马西平有明确的抗躁狂作用，对应用碳酸锂治疗无效或不能耐受的患者往往有效。临床不作为一线药物，是一种理想的替换药物。对双相障碍、抗躁狂和抗抑郁的效果相近，对预防急性躁狂略优于急性抑郁。对快速循环发作、混合性发作优于锂盐。该品也可以与碳酸锂合用，但剂量要相应减少。

【不良反应】常见的不良反应有眩晕、视物不清、复视、共济失调、头痛、恶心、呕吐。亦可发生皮疹和心血管反应。一般无须停药，1周左右可逐渐消退。

【禁用与慎用】心、肝、肾功能不全者，孕妇，哺乳期妇女禁用。青光眼、心血管严重疾病患者及老年人慎用。

拉莫三嗪

拉莫三嗪是较新的抗癫痫药，近年来用于治疗成人急性躁狂发作，也可作为双相障碍的长期维持治疗药物，以延迟情绪异常发作。拉莫三嗪能改善心境、反应灵敏度和社会功能，适于双相抑郁发作和双相快速循环型心境障碍。可与其他心境稳定剂合用，治疗双相快速循环型心境障碍及双相抑郁发作，也可作为难治型抑郁的增效剂。拉莫三嗪在预防抑郁发作上优于预防躁狂发作，已被美国精神病学协会推荐为双相抑郁发作的一线药物。拉莫三嗪还可以用于老年双相障碍、物质依赖的双相障碍、有边缘人格障碍的双相障碍。

拉莫三嗪最常见的副作用是头痛，其次是皮疹。偶见过敏性红斑病，具有潜在致命危险。

第三节　第二代抗精神病药

双相障碍与精神分裂症的部分症状存在重叠，临床显示 58% 的双相障碍患者至少伴有一种精神病性症状。精神遗传学家初步发现，有一套共同的精神病易感基因可能与这两类疾病的发病有关。抗精神病药历来都是治疗躁狂发作的主要药物，它们能迅速、有效地控制急性躁狂症状，疗效可靠。但是第一代抗精神病药物如氯丙嗪和氟哌啶醇等，在治疗双相障碍躁狂发作时存在两个问题，一是会引起情感转相，即诱发抑郁；二是会产生较多不良反应，特别是锥体外系副作用（EPSs），包括急性 EPSs 和迟发性运动障碍（TD）。第二代抗精神病药经过临床研究和实践应用，表明可以排除或减轻上述两个问题。因此，第二代抗精神病药已成为目前可以选择用于心境障碍的又一类药物。近年的大量临床试验观察，第二代抗精神病药对躁狂发作的疗效与心境稳定剂相似，不同的第二代抗精神病药对躁狂的疗效也无明显区别。新近研究发现，第二代抗精神病药与抗抑郁药联合应用有协同抗抑郁效果。

<h2 style="text-align:center">氯氮平</h2>

氯氮平是第一个用于临床的第二代抗精神病药。其主要优点是几乎无锥体外系反应。氯氮平又是多种受体作用药，对 5-HT 受体，尤其对 5-HT$_2$ 受体有高度亲和力，通过阻断 5-HT$_2$ 和 DA 受体、协调 5-HT 与 DA 系统的相互作用和平衡。氯氮平对 5-HT$_{1A}$ 受体也有阻断作用，可能是其具有抗焦虑、抗抑郁作用的原因。

氯氮平有较强、较快的镇静作用，广泛用于躁狂相治疗。尤其对典型心境稳定剂和电抽搐治疗疗效差或者不能耐受者作用突出，能较好控制急性躁狂，且起效迅速，一般一周内显效。主要与心境稳定剂合用，也可单用。对快速循环型和混合型双相障碍具有一定的治疗效果。

氯氮平口服吸收迅速，血药浓度 1～6 小时达峰值，主要经肝脏代谢，生成 3 种代谢产物，其中去甲氯氮平有微弱活性。80% 由粪便排出，其余由尿液排泄。

氯氮平的突出缺点是对骨髓造血功能的抑制，具体机制不清。可引起白细胞减少、粒细胞减少和粒细胞缺乏症，故不作为一线药物，通常作为最后的药物治疗选择。氯氮平导致的粒细胞缺乏可能致命，因此用药期间应定期检查血象。

临床常见不良反应有体重增加、困倦和嗜睡，也会使血脂、血糖增高，糖尿病发生危险增加。

奥氮平

奥氮平又称奥兰扎平，再普乐。是第一个被 FDA 批准用于急性躁狂的抗精神病药。具有与氯氮平相似或相近的疗效而未见有临床意义的粒细胞减少的危险。近年来的研究表明，奥氮平是一种安全有效的治疗躁狂急性发作的药物。奥氮平能有效控制双相 I 型的急性躁狂发作，其疗效与锂盐相似或优于锂盐、丙戊酸盐和氟哌啶醇，能降低双相障碍躁狂和抑郁的复发率。

奥氮平对双相抑郁发作也有相当疗效，单用或与抗抑郁药合用，控制双相抑郁发作。奥氮平和氟西汀的复方制剂对精神病性抑郁、难治性抑郁以及双相抑郁都有效。研究表明，复方制剂较单用奥氮平疗效更好，动物实验表明，奥氮平和氟西汀复方制剂可协同增加前额叶皮质的 NE、DA 以及 5-HT 的释放，比其单一成分作用更明显。

奥氮平口服易吸收，且不受食物影响。血药浓度约 5 小时达峰值，血浆蛋白结合率约 93%。在肝脏代谢，无活性的代谢产物主要经尿排出。

奥氮平和氯氮平相似，体重增加是最明显的不良反应。还可使血脂、血糖增高。其他常见不良反应有头晕、嗜睡、心动过速、口干、便秘等。

利培酮

利培酮治疗急性躁狂和双相发作有肯定疗效，且见效迅速。当与其他心境稳定剂合用时，其疗效等同于氟哌啶醇加心境稳定剂，优于心境稳定剂的单独应用，见效更快。临床可用于躁狂急性发作、双相躁狂发作、混合性发作、精神病性及双相循环发作。

利培酮口服易吸收，1～2小时血药浓度达峰值，血浆蛋白结合率约88%，分布较快，多数患者1天内可达稳态血药浓度。在体内部分代谢为9-羟利培酮，具有药理活性。大部分经肾脏排泄，老年人和肾功能不良者排泄减慢。

患者对利培酮耐受性好，锥体外系反应较第一代抗精神病药发生少而轻，常见的主要不良反应有，催乳素水平升高引发的闭经、溢乳和性功能障碍。用药早期有失眠、焦虑、激越、头痛和头晕等。偶有直立性低血压。

第四节　心境稳定剂的应用原则

双相情感障碍的药物治疗，分别包括对躁狂相和抑郁相的控制。值得重视的是治疗中可能发生的情感转相。由于目前现有的治疗并非能根治心境障碍，因此，在症状缓解后，应维持用药以防复发。药物治疗中应注意以下几点：

（1）明确诊断，早期用药。

（2）药物选择应个体化，疗效不佳或严重者应考虑联合用药。

（3）双相障碍症状缓解后，原则上需采取维持治疗，通常初发者需维持用药1年，多次发作者需维持5年。用药时间应权衡复发风险和药物不良反应之间利弊，做出选择。

（4）不同类型双相障碍的药物选用原则

①急性躁狂治疗：基本原则是快速、安全、有效地控制症状，一般以锂盐为一线药物。对双相障碍Ⅰ型急性躁狂或双相障碍Ⅱ型轻躁狂发作，可首先用锂盐治疗。但因锂盐显效慢（1～2周），对急性躁狂的兴奋状态，其行为紊乱并具危险性者，在起效潜伏阶段应合并用

药，可合并苯二氮䓬类或抗精神病药，目前认为第二代抗精神病药比第一代更合适。

②双相抑郁发作：锂盐和拉莫三嗪是治疗和维持治疗的一线药物，第二代抗精神病药是二线药物。不主张单用抗抑郁药，因为有可能引发转躁。严重者可在心境稳定剂的基础上加入抗抑郁药。

③混合型：治疗应该是稳定情感并降低高水平的警醒状态。因锂盐疗效较差，最好选卡马西平或丙戊酸盐治疗，也可合并应用第二代抗精神病药快速控制症状，或与其他心境稳定剂联合用药。

④快速循环型：理想的治疗是单用心境稳定剂长期治疗，丙戊酸盐和卡马西平是一线药物，常规锂盐治疗也可见效。如果仍疗效不好或以躁狂为主，可加用第二种心境稳定剂或第二代抗精神病药。

⑤老年期躁狂：老年人由于生理病理变化，对各种药物易发生较严重的不良反应，故而选药应以安全为先，剂量宜小，增量缓慢为原则。一般以第二代抗精神病药为首选。如需要常规心境稳定剂时，需格外小心。

第五章　抗焦虑药和镇静安眠药

抗焦虑药是减轻焦虑、紧张、恐惧，稳定情绪，兼有镇静催眠作用的药物，一般不引起自主神经系统症状和锥体外系反应。20 世纪 50 年代前，焦虑症的治疗主要采用镇静催眠药，如巴比妥类药物，但易产生依赖性，目前已少用。苯二氮䓬类药物问世后，由于其抗焦虑作用明显，毒性低，故一直作为抗焦虑主要药物。抗焦虑药根据其化学结构和作用机理不同，可分为苯二氮䓬类、$5-HT_{1A}$ 受体激动剂类、咪唑吡啶类、吡咯环酮类、吡唑嘧啶类等。另外，某些三环类抗抑郁药、单胺氧化酶抑制剂、5-HT 重摄取抑制剂和 β - 肾上腺素受体阻断剂等也可用于焦虑症的治疗。

镇静催眠药是一类对中枢神经系统具有抑制作用的药物。能抑制激动、产生安静或思睡状态的药物称为镇静药；能引起和维持近似生理状态睡眠的药物称为催眠药。但这一类药物一般小剂量时起镇静作用，较大剂量起催眠作用，因此二者之间没有本质的区别，故合称为镇静催眠药。

镇静催眠药又可分为两大类：巴比妥类和非巴比妥类。巴比妥类可分为长效类、中效类和短效类；非巴比妥类有苯二氮䓬类、咪唑吡啶类、吡咯环酮类、吡唑嘧啶类等。早前使用的水合氯醛、氯醛糖、三氯福司钠、格鲁米特和甲喹酮等由于各种原因临床上已基本不用。

镇静催眠药小剂量一般均具有抗焦虑作用，抗焦虑药较大剂量或大剂量可能具有镇静催眠作用，常用的抗焦虑药、镇静催眠药可分为四类：苯二氮䓬类、巴比妥类、5-HT$_{1A}$ 受体激动药及其他类。

第一节　苯二氮䓬类

苯二氮䓬类（BZ 或 BDZ）是一类具有镇静、催眠及抗焦虑等作用的药物，以往称"弱安定药"。如地西泮、氯氮䓬、硝西泮、艾司唑仑等。它们均为 1,4- 苯并二氮䓬的衍生物。由于对苯二氮䓬受体的选择性不同，加之药代动力学差异较大，因此临床用途并不完全相同。

地西泮

地西泮又名安定、苯甲二氮䓬，为苯二氮䓬类的典型代表药物，是目前临床上最常用的镇静、催眠及抗焦虑药。

【体内过程】本药口服后吸收迅速而完全，生物利用度约 76%。经 1 小时左右血药浓度达峰值。本药脂溶性高，易透过血脑屏障和胎盘屏障。地西泮与血浆蛋白结合率接近 99%。在肝脏代谢，代谢产物为去甲地西泮和去甲羟地西泮等，地西泮可通过胎盘亦可自乳汁排出，故临产前应用时可使新生儿出现肌无力、低血压、低体温及轻度呼吸抑制，乳儿可出现倦怠和体重减轻，因此，产前及哺乳妇女忌用这类药物。

【临床应用】

（1）应用于焦虑症：主要用于控制焦虑症状，可明显缓解烦躁、不安、恐惧和紧张等症状。

（2）应用于失眠症：特别对焦虑性失眠具有显著催眠作用。

（3）应用于癫痫：治疗癫痫的辅助用药，可作为癫痫持续状态的首选药物。

（4）应用于麻醉前（给药）：利用本品具有镇静、抗焦虑、肌肉松弛和暂时性记忆缺失等作用来强化麻醉药物的作用。

【不良反应】地西泮毒性小，安全范围较大。常见有嗜睡、乏力，肌张力减低所导致的易摔倒，共济失调；其他有眩晕、头痛、精神错乱、抑郁、口吃、震颤、视觉障碍、尿潴留或失禁、流涎、健忘等；偶见黄疸、过敏反应和引起癫痫发作等。

【药物相互作用】

（1）与其他中枢抑制药、乙醇合用，增强中枢抑制作用，加重嗜睡、昏睡、呼吸抑制、昏迷，严重者可致死。如临床须合用时宜降低剂量，并密切监护患者。

（2）肝药酶诱导剂利福平、卡马西平、苯妥英钠或苯巴比妥等药物可显著缩短地西泮的消除，清除率增加。

（3）肝药酶抑制剂如西咪替丁等药物可抑制地西泮在肝脏的代谢，导致清除率降低，半衰期延长。

氯氮䓬

氯氮䓬（利眠宁）是长效苯二氮䓬类镇静催眠药。

【体内过程】口服后吸收完全但较缓慢，肌内注射吸收缓慢且不规则，与血浆蛋白结合率可高达 96%，半衰期为 5 ～ 30 小时，药物缓慢地进入脑组织，也能透过胎盘。在体内可代谢为去甲氯氮䓬、地莫西泮、去甲西泮等，这些代谢物均具活性，且在体内代谢缓慢，故长期应用可引起代谢物积聚。原形及代谢物均由尿排出。

【临床应用】

（1）抗焦虑，常用量为每日 30mg，分次服用，对老年及虚弱者剂量可从每日 10mg 开始，以后根据情况再予调整。

（2）催眠，10～30mg，临睡前服用；③酒精戒断症状，可用氯氮䓬盐酸盐 50～100mg 作深部肌内注射，必要时可以重复注射。

奥沙西泮

奥沙西泮又名去甲羟基安定、舒宁。奥沙西泮（舒宁）是短效苯二氮䓬类镇静催眠药。

【体内过程】口服吸收较差，4 小时达到血药峰浓度，与血浆蛋白结合率 88%～92%，经肝脏代谢，代谢物无活性，药物消除半衰期 4～10 小时，通过尿液排出，不易在体内蓄积。

【临床应用】适用于焦虑、戒酒症状，也用于神经官能症、失眠及癫痫的辅助治疗。特别对老年人或肾功能不良者的人群较为适合。

【不良反应】常见的不良反应：嗜睡，头昏、乏力等，大剂量可有共济失调、震颤；罕见的有皮疹、白细胞减少；个别病人发生兴奋、多语、睡眠障碍，甚至幻觉。停药后，上述症状很快消失；有成瘾性，长期应用后，停药可能发生撤药症状，表现为激动或忧郁。

硝西泮

硝西泮又名硝基安定、硝虑苯。是中效苯二氮䓬类镇静催眠药。

【体内过程】口服容易吸收，吸收率为 78%。血浆蛋白结合率为 85%～95%。药物消除半衰期为 18～24 小时；老年人约 38 小时。在肝中代谢，故肝病时半衰期延长。大部分以代谢物形式随尿排出，20% 随粪排出。

【临床应用】常用于失眠症。对癫痫小发作、肌阵挛—运动不能发作、婴儿痉挛亦有较好的效果

【不良反应】不良反应轻，有嗜睡、倦怠、宿醉、头痛、共济失调等，个别患者有幻觉、失眠、激动不安等。肺功能不全者禁用，服药期间应禁酒。长期应用会产生依赖性。

艾司唑仑

艾司唑仑又名舒乐安定、忧虑定。

【体内过程】艾司唑仑口服吸收较快，3 小时血药浓度达峰值，血浆蛋白结合率约为 93%。经肝脏代谢，药物消除半衰期为 10 ～ 24 小时，主要以无活性的代谢物通过尿液排出，少量由粪便排出。

【临床应用】艾司唑仑适用于各种类型的焦虑与失眠，另外还可以作为抗癫痫的辅助药物，并可作为麻醉前给药。

【不良反应】常见的不良反应有口干、嗜睡、头昏、乏力等，大剂量可有共济失调、震颤。

氟西泮

氟西泮又名氟安定、氟胺安定、盐酸氟苯安定、妥眠灵。

【体内过程】口服吸收快而充分，20 ～ 45 分钟起效，维持 7 ～ 8 小时，广泛分布于各个组织，易通过血脑屏障，进入脑组织；可通过胎盘，也可经乳腺分泌。主要经肝脏代谢，代谢物去烷基氟西泮具有药理活性，药物消除半衰期为 47 ～ 100 小时，主要以代谢物形式通过尿液排出。代谢产物可滞留在血液中数天，有蓄积作用。

【临床应用】适用于焦虑症和各种类型的失眠症。对反复发作的失眠或睡眠障碍以及需睡眠休息的急慢性疾病均有效。能显著缩短入睡时间，增加睡眠深度和总睡眠时间，以及减少觉醒次数，作用时间持续 7 ～ 8 小时。还可用于夜游症、夜尿和夜惊等其他睡眠障碍的治疗。

【不良反应】

（1）常见的不良反应：晨醒后有思睡的后遗症状，有头晕、目眩和共济失调等。

（2）可见：严重镇静障碍、定向障碍、昏迷、头痛、烦躁、多语、易激动、胃肠不适、便秘、腹泻、心悸、胸痛，肢体和关节及泌尿生殖道反应。

（3）可见：注意力不集中，视力模糊，低血压，兴奋，睡眠障碍，甚至幻觉。停药后，上述症状很快消失。

（4）可见：成瘾性，长期应用后，突然停药可能发生撤药反应，表现为激动或忧郁，应减量渐停。

三唑仑

三唑仑又名醋乐欣。

【体内过程】口服吸收迅速，15～30分钟生效，2小时血药浓度达峰值，吸收率为78%。血浆蛋白结合率为85%～95%。药物消除半衰期为18～24小时，在肝脏代谢后大部分以代谢物形式经肾排泄，仅少量以原形排出。多次服用很少体内蓄积。

【临床应用】适用于各种类型失眠症，可改善入睡困难、醒觉频繁和早醒等症状。偶有对癫痫小发作、肌阵挛—运动不能发作、婴儿痉挛亦有较好的效果。

【不良反应】不良反应较少，常见的不良反应有头晕、头痛、怕光和倦睡，偶有恶心、呕吐、头昏眼花、语言模糊和共济失调、记忆损害等。劳拉西泮

阿普唑仑

阿普唑仑又名佳静安定、佳乐定，是新型苯二氮䓬类药物。

【体内过程】口服吸收迅速而完全，口服后 1～2 小时血药浓度达峰值，血浆蛋白结合率约为 80%。经肝脏代谢，药物消除半衰期 12～15 小时。代谢物 α-羟基阿普唑仑也有一定药理活性。药物主要从尿液排出，体内蓄积量极少，停药后清除快。

【药理作用】与地西泮相似，具有抗焦虑、抗惊厥、抗抑郁、镇静、催眠及肌肉松弛等作用，其抗焦虑作用比地西泮强 10～35 倍，其作用机制可能与脑内 β-肾上腺素受体有关。

【临床应用】适用于焦虑、抑郁、顽固性失眠、癫痫及术前镇静。并能缓解急性酒精戒断症状。

【不良反应】常见的不良反应有嗜睡、头昏、乏力等，大剂量偶见共济失调、震颤、尿潴留、黄疸；个别病人发生兴奋、多语、睡眠障碍，甚至幻觉，停药后症状很快消失；有成瘾性，长期使用后，停药可能发生撤停症状，表现为激动或忧郁，应减量渐停；少数病人有口干、精神不集中、多汗、心悸、便秘或腹泻、视物模糊、低血压。

氯硝西泮

氯硝西泮又名氯硝安定、氯硝基安定。

【体内过程】口服吸收迅速而完全，约 0.5～1 小时起效，约 1～2 小时达到血药峰浓度；体内分布广泛，血浆蛋白结合率约为 80%。在肝脏内代谢，药物消除半衰期为 26～49 小时，以代谢物形式通过尿液排出。

【临床应用】氯硝西泮作用与地西泮相似，具有抗焦虑、镇静催眠、抗惊厥、肌肉松弛等药理作用。主要用于儿童癫痫小发作、婴儿肌阵挛性发作，静注对癫痫持续状态舞蹈症、秽语抽搐症、各类神经痛、慢性耳鸣也有一定疗效。

【不良反应】常见的不良反应有嗜睡、头昏、共济失调、行为紊乱、异常兴奋、神经过敏易激惹（反常反应）、肌力减退。较少发生的不良反应有行为障碍、思维不能集中、易暴怒（儿童多见）、精神错乱、幻觉、精神抑郁；皮疹或过敏、咽痛、发热或出血异常、瘀斑，或极度疲乏。偶见复视及消化道反应。嗜睡在用药过程中可逐渐消失，如与巴比妥类或扑米酮合用时，嗜睡可增加。发生行为紊乱时常需减量或停药。长期服药可致体重增加。

氟马西尼

氟马西尼（FMZ）又名安易醒，是第一个人工合成的苯二氮䓬受体拮抗剂。【体内过程】氟马西尼静脉注射后迅速分布全身（5分钟），蛋白结合率50%左右，在肝脏快速代谢，药物消除半衰期仅为0.7～1.3小时，主要代谢物无药理活性，经尿液排出。

【临床应用】本品用于逆转BDZs药物的中枢镇静作用。用于BDZs药物中毒后的解毒和消除手术后BDZs药物的残余作用。也可用BDZs药物中毒的诊断。

【不良反应】主要有恶心、呕吐、颜面潮红、头昏、激越、精神错乱等。对癫痫患者有可能引起发作；对已产生苯二氮䓬躯体依赖性的病人可能促发严重的戒断症状。

【药物相互作用】与BDZs药物和三环类抗抑郁药合用可能引发癫痫发作和心律失常。

第二节　5-HT$_{1A}$受体激动药

丁螺环酮

丁螺环酮又名布斯哌隆。属于氮杂螺环葵烷二酮化合物。

【体内过程】丁螺环酮口服吸收完全，约 0.5 ～ 1 小时达到药峰浓度，血浆蛋白结合率 95%。口服吸收后大部分在肝脏内被代谢，药物代谢快，半衰期为 2 ～ 11 小时，90% 在肝脏代谢，60% 代谢物在 24 小时内经肾脏排出，40% 由粪便排出。肝肾功能损害可明显降低本药的清除率，因此有肝肾功能不全者应慎用本药。

【临床应用】

（1）焦虑症：用于治疗焦虑症和短期解除焦虑症状，正常生活压力导致的精神紧张和焦虑不必使用抗焦虑药物。本药主要用于治疗广泛性焦虑症，能够明显改善焦虑和伴随的抑郁症状。还可用于慢性焦虑症、老年性焦虑和惊恐发作。由于本药缺乏镇静作用，对伴有睡眠障碍的焦虑症疗效不太理想。

（2）抑郁症：用于老年性抑郁症的治疗；与 5-HT 重吸收抑制剂（SSRIs）合用治疗兼有焦虑的抑郁症，可增强 SSRIs 治疗作用并减少抗抑郁药导致性功能障碍的副作用。

（3）其他：可治疗伴有焦虑的强迫症，慢性躯体疾患伴发的焦虑、抑郁症状和戒毒的辅助治疗。

【不良反应】丁螺环酮不良反应很少。偶出现头晕、头痛、失眠、胃肠道症状（口干、恶心、呕吐）、感觉异常，但均不严重，不需特殊处理。对本药过量时的处理为洗胃及一般支持疗法，无特殊解毒剂。

【药物相互作用】

（1）本品与单胺氧化酶抑制剂（MAOIs）合用可致血压增高。

（2）不宜与中枢抑制剂、降压药、抗凝血药合用。

坦度螺酮

坦度螺酮又名希德、喜得静，属于氮杂螺酮类药物，是继丁螺环酮后又一 5-HT$_{1A}$ 受体激动剂类抗焦虑药。

【体内过程】坦度螺酮口服吸收快速而完全，48 分钟达到药物峰浓度，在体内代谢完全，药物消除半衰期 80 分钟。较长时间连续服用药物在体内无蓄积。21% 从粪便排出。

【临床应用】用于治疗各种类型的焦虑症，也可以用于抑郁症、其他神经症、自主神经紊乱、消化系统不适伴神经衰弱或抑郁症状、原发性高血压伴随的焦虑症状等。

【不良反应】坦度螺酮的安全性好，不良反应较少，主要不良反应有嗜睡、头晕、头疼、目眩、恶心、呕吐、心动过速、疲劳不适、呼吸困难、出汗、口干、虚弱、感觉不适、肢体麻木、食欲不振等。

第三节　巴比妥类

巴比妥类是巴比妥酸的衍生物，难溶于水，其钠盐则易溶于水。本类药物长期以来用于镇静、催眠，但现已被比较安全有效的 BDZ 类所取代。目前临床上主要应用其中某些药物的抗惊厥、抗癫痫及麻醉作用。

习惯上把巴比妥类药物分为四类：长效类如苯巴比妥、巴比妥；中效类如戊巴比妥、异戊巴比妥；短效类司可巴比妥、海索比妥和超短效类如硫喷妥钠。这种分类是相对的，作用时间长短既与药物的理化性质有关，又可随着药物剂量及患者的生理、病理状况而改变。

苯巴比妥

苯巴比妥又名鲁米那。

【体内过程】口服吸收迅速而完全，约 0.5 ～ 1 小时起效，2 ～ 18 小时达到血药峰浓度。吸收后分布于体内各组织内，血浆蛋白结合率约 40%。在肝内代谢，转化为羟基巴比妥，药物消除半衰期 48 ～ 120 小时，大部分以代谢产物形式从尿液排出。

【临床应用】用于焦虑、失眠、癫痫大发作及局限性发作，运动障碍，也可用于高胆红素血症。

【不良反应】最常见嗜睡、乏力，可随治疗持续而自然消失。少数病人出现头痛、头晕、精神萎靡、皮疹、发热、血小板减少所致瘀斑、过度兴奋、低血压、心率徐缓及肝功能障碍等；停药后可发生停药综合征。

【药物相互作用】

（1）酒精、全麻药、中枢性抑制药或单胺氧化酶抑制药与本品合用时，可相互增强药效。

（2）与口服抗凝血药合用时，可降低后者的抗凝效果，应定期测定凝血酶原时间，调整抗凝血药用量。

（3）与苯妥英钠合用可降低或增强后者的效果，应定期测定其血药浓度而调整用量。与卡马西平合用时亦可使用半衰期缩短，血药浓度降低。

（4）与皮质激素、洋地黄类、三环类抗抑郁药合用时可减弱这些药的效应。

异戊巴比妥

异戊巴比妥又名阿米妥、阿米妥钠。

【体内过程】口服容易吸收，15～30分钟见效，持续3～6小时。进入体内分布于机体的各组织和体液中，血浆蛋白结合率60%。主要在肝脏代谢，药物消除半衰期为14～42小时，主要以代谢产物形式通过尿液排出。

【临床应用】主要用于催眠，也可用于麻醉前给药和抗惊厥。某些癫痫持续状态，注射其他药物难以控制时，静脉缓注此药暂时获得满意效果。但不适合大发作的常规治疗。

不良反应与苯巴比妥相似。

司可巴比妥

司可巴比妥又名速可眠、速可巴比妥、丙烯巴比妥。

【体内过程】服药后15～20分钟即入睡，持续6～8小时。主要经肝脏代谢后由尿液排出。药物消除半衰期19～34小时。

【临床应用】主要用于不易入睡的失眠患者。也可用于过度兴奋、紧张、焦虑不安及麻醉前给药。

不良反应及注意事项与苯巴比妥相似。

第四节　其他类

甲丙氨酯

甲丙氨酯（眠尔通、安宁）有一定的镇静、抗焦虑、催眠作用和弱的中枢性肌松作用。口服吸收良好，1～3小时血药浓度达峰值，大部分在肝脏代谢，10%以原形从尿中排出，血浆为6～16小时。催眠剂量可缩短 REM 睡眠，停药后可引起反跳性 REM 睡眠时间延长。临床主要用于镇静、抗焦虑和催眠。尤其适用于老年失眠患者。

常见副作用为嗜睡和运动失调，偶有荨麻疹等过敏反应。长期服用可引起耐受性与成瘾，停药可引起戒断症状，应避免滥用及长期服用。可加剧癫痫大发作，故有癫痫病史者禁用。对肝药酶有诱导作用，可影响其他药物的代谢。

唑吡坦

【体内过程】唑吡坦（思诺思）口服吸收好，食物使药物吸收降低。达峰时间为 0.5～3 小时，生物利用度为 70%，血浆蛋白结合率为 92%，在肝脏代谢为无药理活性的代谢产物，约 56% 通过肾脏排泄，37% 经粪便排泄，本品对肝药酶无诱导作用。

【药理作用】为咪唑并吡啶类催眠药，作用类似苯二氮䓬，但可选择性地与苯二氮䓬 I 型受体结合，调节氯离子通道，具有较强的镇静催眠作用，抗惊厥、抗焦虑和肌肉松弛作用较弱。可缩短入睡时间，减少夜间觉醒次数，延长总睡眠时间，改善睡眠质量，无明显镇静作用和精神运动障碍。

【不良反应】不良反应少见，有腹痛、恶心、呕吐、腹泻、头晕、停药后失眠、皮疹、瘙痒、半夜起床可出现反应迟钝、摔倒。有些患者用药后 1 小时内未能入睡，可能出现记忆减退、眩晕、步履不稳、幻觉、意识障碍等。滥用本品可能导致药物依赖。

佐匹克隆

【体内过程】佐匹克隆（忆梦返、唑吡酮、吡嗪哌酯），口服吸收迅速，用药后 1.5～2 小时可达血药浓度峰值，生物利用度为 80%，血浆蛋白结合率为 45%。在组织中分布较广，通过肝脏代谢，大多数药物以代谢物的形式由肾脏排泄。

【药理作用】中枢抑制性神经递质 γ-氨基丁酸受体激动剂，其结构与苯二氮䓬类不同，为环吡酮化合物，与苯二氮䓬类结合于相同受体和部位，但作用于不同区域。本品作用迅速，与苯二氮䓬类相比作用更强。动物实验证实，本品除具有催眠、镇静作用外，还具有抗焦虑、肌松和抗惊厥作用。可用于各种原因引起的失眠症，尤其适用于不能耐受次晨残余作用的患者。

【不良反应】不良反应可见困倦、口苦、口干、肌无力、头痛；长期用药后突然停药可出现反跳性失眠、噩梦、恶心、呕吐、焦虑、肌痛、震颤。罕见有痉挛、肌肉颤抖、意识模糊。

【禁用与慎用】禁用于对本品过敏者、呼吸功能代偿不全者及严重肝功能不全者；孕妇、哺乳妇女及 15 岁以下儿童不宜使用；用药期间禁止饮酒；用药时间不宜过长，一般不超过 4 周，可间断使用；用药期间不宜驾车或从事机械操作；停药时逐渐减量。

第五节　抗焦虑药和镇静催眠药的应用原则

（1）注意耐受性和依赖性。尽量避免长期使用，应使用最低有效量，间断给药，连续用药不超过 3～4 周。逐渐撤药，其中短效药物比长效药物撤药更慢。

（2）药物选择。需要了解失眠的原因和程度，个体要求，还需要掌握药物起效时间的快慢，药物维持时间的长短，并根据用药者年龄选择。

（3）服药期间避免饮酒。

（4）孕妇、哺乳期妇女应用本类药品应权衡利弊。

第六章　抗癫痫药

癫痫是一类慢性、反复性、突然发作性大脑功能失调，其特征为脑神经元突发性异常高频率放电并向周围组织扩散，导致突然发作、短暂运动、感觉、意识和自主神经功能紊乱，常伴有异常的脑电图。其发作具有突然性.暂时性及再发趋势的特点。由于异常放电神经元所在部位（病灶）和扩散范围不同，临床表现出不同的症状。

按病因可分为原发性癫痫以及继发于外伤、肿瘤、感染、发育异常或脑血管病等的继发性或症状性癫痫。按临床表现及脑电图变化将癫痫发作分为全身性及局限性两大类，全身性发作有临床及脑电图弥漫性异常及意识障碍；局限性发作时，临床及脑电图有局限性异常，不伴有意识障碍则称为简单性局限性发作；伴有意识障碍者称复杂性局限性癫痫。脑局限性异常放电扩布为弥漫性放电时，可由局限性发作发展为全身性发作。

虽然已有多种方法用于癫痫的治疗，如手术、物理和心理疗法等，但药物治疗仍然是目前最常用、最重要和最有效的手段。1857 年，溴化钾作为全世界第一个有效的抗癫痫药应用于癫痫的临床治疗，苯巴比妥和苯妥英分别于 1912 年和 1938 年也应用于临床。20 世纪后期，抗癫痫新药不断涌现，乙琥胺、卡马西平、丙戊酸和奥沙西泮等相继问世。最近十几年，又有更多的新抗癫痫药物出现，如加巴喷丁、拉莫三嗪、托吡酯、奥卡西平、氨己烯酸、噻加宾等，其中一些有较好的药代动力学和药效学，治疗指数高，严重不良反应少。

第一节　乙内酰脲类

苯妥英钠

苯妥英钠又称大仑丁，为二苯乙内酰脲的钠盐。

【性状】白色粉末，无臭，味苦；在空气中渐渐吸收二氧化碳，分解成苯妥英；在水中易溶，在乙醇中溶解，在氯仿或乙醚中几乎不溶。

【体内过程】苯妥英钠呈碱性（pH=10.4），刺激性大，故不宜肌肉注射。苯妥英钠口服后，大部分由肠道吸收，但吸收慢而不规则，达峰浓度时间为 4～8 小时（范围 3～12 小时）。不同制剂的生物利用度显著不同，且有明显的个体差异（30%～97%），吸收后约 90% 与血浆蛋白结合，10% 左右为游离型：游离型的苯妥英钠脂溶性高，易通过血脑屏障到达脑组织而产生治疗作用。

【临床应用】

（1）抗癫痫：苯妥英钠是治疗大发作和局限性发作的首选药。由于起效慢，常先用起效较快的药物控制发作，如苯巴比妥。对精神运动性发作亦有效，但对小发作（失神发作）无效，有时甚至使病情恶化。

（2）外周神经痛：苯妥英钠对三叉神经痛有较好的疗效，对舌咽神经痛和坐骨神经痛有不同程度的镇痛效应。一般服药后 1～2 天内显效。外周神经痛时，感觉通路神经元在轻微刺激下即产生强烈放电，引起剧烈疼痛。苯妥英钠通过稳定神经细胞膜电位，使疼痛减轻，发作次数减少。

（3）抗心律失常：主要用于治疗室性心律失常，特别对强心苷中毒引起的室性心律失常有效。也可用于心肌梗死、心脏手术、心导管术等引发的室性心律失常。

【不良反应】苯妥英钠不良反应与给药剂量、给药途径和用药时间有关。除对胃肠道刺激外，其他不良反应都与血药浓度大致平行。

（1）局部刺激：苯妥英钠对胃黏膜有刺激性，易引起食欲减退、恶心、呕吐、腹痛等症状，饭后服药可减轻。静脉注射可发生静脉炎。

（2）神经系统反应：口服过量可引起小脑综合征，表现为眩晕、共济失调和眼球震颤等。严重者小脑萎缩，可致精神错乱、昏睡、昏迷等。

（3）牙龈增生：长期用药可致牙龈增生，发生率约20%，多见于儿童及青少年，为药物从唾液排出刺激胶原组织增生的结果。注意口腔卫生，经常按摩牙龈，可防止或减轻。一般停药3～6个月后可恢复。

（4）骨骼系统：本药可诱导肝药酶，加速维生素D代谢，出现低钙血症、软骨病和佝偻病等。可用维生素D防治。

（5）造血系统：久服可致叶酸吸收及代谢障碍，引起巨幼红细胞性贫血，可用甲酰四氢叶酸治疗。

（6）变态反应：可见皮疹、粒细胞缺乏、血小板减少、再生障碍性贫血等，偶见肝损害。用药期间应定期检查血常规和肝功能，如有异常，应立即停药。

（7）致畸作用：妊娠早期用药偶致畸胎，如小头症、智能障碍、斜视、眼距过宽、腭裂等，被称为"胎儿妥因综合征"，故孕妇禁用。

（8）其他：静脉注射过快可致心律失常、心脏抑制和血压下降，宜在心电图监护下进行。久用骤停可使癫痫发作加剧，甚至诱发癫痫持续状态。

【药物相互作用】氯霉素、双香豆素、异烟肼、西咪替丁等能抑制肝药酶的活性，阻碍苯妥英钠的代谢而增加其血药浓度。丙戊酸钠及保泰松竞争血浆蛋白结合率，可使苯妥英钠游离浓度增加。

第二节　亚胺二苯乙烯类

卡马西平

卡马西平又称酰胺咪嗪、痛痉宁，为亚芪胺类，最初用于治疗双相情感障碍和三叉神经痛，1963 年发现其有抗惊厥作用，1974 年开始用于抗癫痫治疗。

【性状】白色或几乎白色结晶性粉末，无臭，易溶于氯仿，略溶于乙醇，几乎不溶于水或乙醚。结构与丙米嗪类似。

【体内过程】口服吸收缓慢且不规则，个体差异性大，2 ～ 8 小时达峰浓度，有效血药浓度为 4 ～ 10pg/ml。分布缓慢，体内分布不均匀，脑、肝、肾浓度较高。生物利用度为 75% ～ 80%，血浆蛋白结合率为 75%。单次给药约 36 小时，因本药可诱导肝药酶，加速自身代谢，故连续用药 3 ～ 4 周后，可缩短 50%，应注意剂量调整。

本药经肝脏代谢，主要代谢产物为 10，11- 环氧化卡马西平，其具有与原药相似的抗癫痫作用。10，11- 环氧化卡马西平进一步代谢为无活性的 10，11- 双羟衍生物，主要以葡萄糖醛酸形式随尿液排出。

【临床应用】卡马西平是一种广谱抗癫痫药，对精神运动性大发作疗效较好，至少 2/3 病例的发作可得到控制和改善。对大发作和单纯性局限性发作也作为首选药物之一，但对失神发作与肌阵挛发作疗效不佳。

此外，它对三叉神经痛的疗效优于苯妥英钠，是该病的首选药物。对癫痫并发的精神症状，以及锂盐无效的躁狂、抑郁症也有效，其副作用比锂盐少而疗效好。

【不良反应】用药早期可出现多种不良反应，多与用量有关，常见不良反应为眩晕、视力模糊、复视、眼球震颤等中枢神经系统反应，以及水、钠潴留，腹部不适、恶心、呕吐等。少见而严重的不良反应有骨髓抑制（再生障碍性贫血、粒细胞减少和血小板减少）、红斑皮疹和肝损害。应定期检查血象、肝功。

【药物相互作用】卡马西平具肝药酶诱导作用，可增强其他药物的代谢速率，如扑米酮、苯妥英钠、乙琥胺、丙戊酸钠，还可降低香豆素类抗凝药、环孢素、雌激素、奎尼丁的药物作用。苯巴比妥、苯妥英钠、扑米酮可通过诱导肝药酶而降低卡马西平的血药浓度。丙戊酸钠、西咪替丁、异烟肼等可抑制卡马西平的代谢，升高其血药浓度。

奥卡西平

奥卡西平是卡马西平的酮基衍生物，它具有比卡马西平更好的疗效和更低的毒副反应，1990 年 10 月首次上市，已在部分国家作为新型一线抗癫痫药物代替卡马西平应用于临床。

【体内过程】口服吸收快，生物利用度达 95% 以上，单剂量口服本品 600mg 后 5 小时达峰浓度。半衰期 8～10 小时。血浆蛋白结合率为 46%。95% 以上的药物通过代谢产物从尿液中排出，其中约 80% 的药物以 MHD 的葡萄糖醛酸结合形式或以 MHD 原形通过尿液排出。

【临床应用】对全身性强直阵挛发作和部分性发作有效，可单独应用或与其他抗癫痫药合用于治疗局限性及全身性癫痫发作。

【不良反应】大多数的不良反应是轻到中度，并且是一过性的，主要发生在治疗的开始阶段。常见不良反应有眩晕、疲乏、嗜睡、头痛等，与剂量有关，继续用药后可自行消失。偶见胃肠功能障碍、皮肤潮红、血细胞计数下降等。

【药物相互作用】肝药酶诱导作用程度低，与其他药物的相互作用少。

第三节　琥珀酰亚胺类

琥拍酰亚胺类包括乙琥胺、苯琥胺和甲琥胺等。这类药物主要对失神性发作有效，其中以乙琥胺疗效最好。

乙琥胺

乙琥胺是 1958 年开始用于失神发作的治疗，至今仍是失神发作的重要治疗药物。

【性状】白色或微黄色，几乎无臭，味微苦。溶于水和氯仿，易溶于乙醇和醚。

【体内过程】乙琥胺口服吸收迅速而完全，2～4 小时血药浓度达峰值，血浆有效浓度为 40～80/μg/ml。吸收后很少与血浆蛋白结合，容易通过血脑屏障进入脑组织。长期治疗脑脊液药浓度近似血药浓度，80%～90% 经肝脏代谢，主要代谢产物为羟乙基衍生物，与葡萄糖醛酸结合后由尿排出，10%～20% 以原形经尿排出。成人半衰期为 40～50 小时，儿童约为 30 小时。

【临床应用】对小发作（失神发作）效果好，可以控制 60% 的失神发作，其疗效虽不及氯硝西泮，但不良反应较少，为防治小发作的首选药。对其他型癫痫无效。

【不良反应】常见胃肠道不良反应，表现为上腹不适、食欲不振、恶心、呕吐等。其次为中枢神经系统反应，如头痛、眩晕、嗜睡、幻觉等。偶见嗜酸性粒细胞增多症或粒细胞缺乏症、再生障碍性贫血。对于有精神病史者可引起精神行为异常。对大、小发作混合型癫痫的治疗应合用苯巴比妥或苯妥英钠，如先服用苯巴比妥 2～3 周后，再加用乙琥胺。

【药物相互作用】乙琥胺一般对其他抗癫痫药物浓度没有明显的影响，但也有报道乙琥胺可以升高苯妥英的血药浓度，卡马西平可使乙琥胺浓度降低。

第四节　丙戊酸类

丙戊酸钠

丙戊酸临床常用其钠盐，即丙戊酸钠。化学名为二丙基醋酸钠，目前已成为治疗癫痫的常用药物之一。

【体内过程】口服后吸收快而完全，生物利用度达 80% 以上，1～4 小时血药浓度达峰值。肠溶片或进餐后服用可延迟数小时，但不影响吸收总量，主要分布在肝、肾、胃肠和脑组织，脑脊液浓度约为血浆浓度的 10%。吸收后主要在肝脏代谢，与葡萄糖醛酸结合形成 β-葡萄糖醛酸复合物是其主要代谢途径。结合物由尿排出，部分自胆汁排泄，进入肠道，参加肠肝循环。

【临床应用】丙戊酸钠为广谱抗癫痫药物，对各种类型的癫痫发作都有一定疗效。对失神小发作的疗效优于乙琥胺，但因其肝脏毒性而不作为首选药物。对大发作的疗效不及苯妥英钠和卡马西平，对非典型小发作的疗效不及氯硝西泮。对精神运动性发作的疗效近似卡马西平。对其他药物未能控制的顽固性癫痫有时可能奏效。

【不良反应】

（1）胃肠道反应：常见的有食欲减退、恶心、呕吐、腹痛、便秘等，如用药时逐渐增加剂量或饭后服用以及应用肠溶胶囊剂可减轻此反应。

（2）肝毒性：常见于用药6个月内，发生率为1/10000，严重程度不等，表现为谷草转氨酶升高，少数有肝炎发生，个别因肝功能衰竭而死。单用丙戊酸钠剂量增加，或与其他抗癫痫药物同时应用，可能增加丙戊酸的毒性中间产物的形成而引起肝脏毒性，这种相互作用，也发生于与其他有肝毒性的药物的联合应用。病理学检查发现微泡状脂肪变性，没有证实是炎症或过敏反应。除血象和肾功能外，用药早期宜勤查肝功能，尤其是谷草转氨酶，以后每两月1次。

（3）中枢神经系统反应：表现为嗜睡、头痛、失眠、眩晕、共济失调、震颤、脑发育迟缓、行为改变、情绪失常等，也有表现为暂时性听力丧失，少数人出现木僵或昏迷等，可能与体内血氨积聚有关。均与血药浓度相关（大于120μg/ml）。

（4）血液系统：白细胞和血小板减少，可引起凝血障碍和出血倾向。

（5）其他：用药期间有时可见到皮疹、脱发、毛发增粗等异常现象。动物试验证明，本品可致畸胎。

【药物相互作用】

（1）本品能抑制苯妥英钠、苯巴比妥、扑米酮、氯硝西泮、乙琥胺的代谢，使血药浓度升高，合用时应注意调整剂量。

（2）苯妥英钠、苯巴比妥、扑米酮和卡马西平能降低丙戊酸钠的血药浓度和抗癫痫作用。

（3）由于丙戊酸盐的血浆蛋白结合率高，与其他血浆蛋白结合率高的药物如阿司匹林、磺胺等合用时会增加本药的游离血药浓度，使药效和毒性作用都增强。

（4）与抗凝药和溶栓药合用，可增加出血的危险性。

丙戊酰胺

丙戊酰胺又名癫健安、二丙基乙酰胺，是一新型的抗癫痫药。为一广谱、作用强、见效快而毒性较低的新型抗癫痫药。

【体内过程】片剂口服可吸收，栓剂经肛门给药生物利用度还高于口服。约 6 小时血中浓度达高峰，有效浓度为 50～90μg/ml，半衰期为 15 小时。

【临床应用】可能通过抑制 GABA 氨基转移酶，影响 GABA 的代谢，从而增加脑内 GABA 的浓度。对多种类型癫痫均有较好的疗效，用于预防和治疗各种类型癫痫。适用于癫痫强直阵挛发作、失神发作、婴儿痉挛症等。

【不良反应】少数患者服药后食欲减退、恶心、呕吐、头昏、头痛、乏力、共济失调、皮疹、脱发，大多在 1 周后自行消失，一般不需要停药。

第五节　苯二氮䓬类

苯二氮䓬类药物种类繁多，用于癫痫治疗的有地西泮、氯硝西泮、硝西泮和氯巴占。这类药物具有较强的肌肉松弛、抗惊厥和抗癫痫作用。

地西泮

地西泮（安定）于 1961 年合成，1965 年首先用于治疗癫痫持续状态。

【性状】白色或类白色的结晶粉末，无臭，味苦。在乙醇中溶解，在水中几乎不溶。

【体内过程】口服吸收快而完全，生物利用度76%，0.5～2小时血药浓度达峰值。肌肉注射吸收缓慢而不规则，静脉注射迅速进入中枢而生效，但快速再分布，故持续时间短。半衰期为20～70小时，血浆蛋白结合率高达99%。地西泮及其代谢物脂溶性高，容易透过血脑屏障；可通过胎盘，本药主要在肝脏代谢，代谢产物去甲西泮、奥沙西泮和替马西泮仍有生物活性。本药有肠肝循环，故长期用药有蓄积作用，停药后消除较慢。主要以代谢物的游离或结合形式经肾排泄。

【临床应用】本药为长效苯二氮䓬类药物，可引起中枢神经系统不同部位的抑制。具有抗焦虑、镇静、催眠、抗惊厥、抗癫痫及中枢性肌肉松弛作用。地西泮是治疗癫痫持续状态的首选药物，静脉注射显效快且较其他药物安全，但偶可引起呼吸抑制，宜缓慢注射。对癫痫小发作及小儿阵挛性发作不如硝西泮。

【不良反应】常见的不良反应有嗜睡、头昏、乏力等，大剂量可有共济失调、震颤。偶见低血压、呼吸抑制、视力模糊、皮疹、尿潴留、忧郁、精神紊乱、白细胞减少。长期应用可产生耐受性，需增加剂量。久服可产生依赖性和成瘾性，突然停药有戒断症状出现，表现为失眠、焦虑、兴奋、心动过速、呕吐、出汗及震颤，甚至惊厥。静脉注射速度过快可引起呼吸和循环功能抑制，严重者可致呼吸及心跳停止。

【药物相互作用】

（1）能增强其他中枢抑制药的作用，若同时应用应注意调整剂量。酒精能增强本品作用，治疗期间应避免饮酒或含酒精的饮料。

（2）易成瘾，与其他可能产生依赖性的药物合用时，产生依赖性的危险性增加。

（3）与抗高血压药和利尿降压药合用，可使降压作用增强。

（4）与西咪替丁、普萘洛尔合用，本药清除减慢，血浆半衰期延长，合用时应注意调整剂量。

（5）利福平可增加本药的消除，使血药浓度降低。

（6）与地高辛合用，可增加地高辛血药浓度而致中毒。

硝西泮

【体内过程】硝西泮（硝基安定）口服易吸收，生物利用度为78%，2小时达峰浓度。血浆蛋白结合率为85%～95%，半衰期为18～36小时。本药在肝脏代谢，大部分以代谢产物形式随尿液排出，20%随粪便排出。可通过胎盘及乳汁分泌。

【临床应用】具有安定、镇静及明显的催眠和抗惊厥作用。抗癫痫作用强，主要用于小发作，尤其对肌阵挛性发作和婴儿痉挛有较好疗效。

【不良反应】常见头晕、乏力、困倦、头痛等，减量或停药后可消失。偶见皮疹、肝损害、骨髓抑制。

氯硝西泮

【体内过程】氯硝西泮（氯硝安定）口服吸收良好，1～2小时血药浓度达峰值，作用维持6～8小时。血浆蛋白结合率为80%，表观分布容积为1.5～4.4L/kg，半衰期为22～38小时。主要在肝脏代谢，代谢产物以游离或结合形式经尿排泄，在24小时内仅有小于口服量的0.5%以原药形式排出。

【临床应用】其作用类似地西泮及硝西泮，抗惊厥作用比前两者强

5 倍，且作用迅速。具有广谱抗癫痫作用，对癫痫小发作疗效较地西泮好，对肌阵挛性发作、幼儿肌阵挛发作也有良效，静脉注射也可治疗癫痫持续状态。

【不良反应】最常见的不良反应有嗜睡、共济失调及行为紊乱；有时可见焦虑、抑郁等精神症状及头昏、乏力、眩晕、言语不清等。偶见皮疹、复视及消化道反应。长期服用可产生耐受性。久服突然停药可加剧癫痫发作，甚至诱发癫痫持续状态。有报告用于合并有大发作的癫痫小发作者可加重其大发作，故应配伍应用控制大发作的药物。

第六节　巴比妥类

巴比妥酸 C5 位的一个氢原子若被苯基取代，则有较强的抗惊厥、抗癫痫作用，主要有苯巴比妥和扑米酮。由于作用广谱、毒性较低、价格低廉，目前临床应用仍十分广泛。

苯巴比妥

苯巴比妥又名鲁米那，自 1912 年开始用于抗癫痫治疗，是巴比妥类中最有效的一种抗癫痫药物。

【性状】无臭，味微苦。可溶于乙醚或乙醇，微溶于水。

【体内过程】口服吸收慢，但较完全。生物利用度 70% ～ 90%。口服达峰时间为 6 ～ 8 小时，控制发作的有效血浓度为 10 ～ 40ug/ml，超过 40ug/ml 即可出现毒性反应。吸收后可分布到全身各组织器官，但进入脑组织很慢。清除半衰期较长，平均为 90 ～ 100 小时。血浆白蛋白结合率 48% ～ 54%，因此不产生因竞争结合部位而出现药物相互作用。吸收后，大部分在肝脏内代谢，转化为对羟基苯巴比妥而失效，约27% ～ 50% 以原形经肾排泄。

【临床应用】巴比妥类是普遍性中枢抑制药，随剂量增加，中枢抑制作用由弱变强，相继出现镇静、催眠、抗惊厥及抗癫痫、麻醉作用。主要用于防治癫痫大发作及治疗癫痫持续状态，对单纯性局限性发作及精神运动性发作亦有效，但因其中枢抑制作用明显，都不作为首选药。对小发作、婴儿痉挛效果差。

【不良反应】常见不良反应为嗜睡、眩晕、精神不振等，长期用药因产生耐受性而自行缓解。偶见巨幼红细胞性贫血、白细胞减少和血小板减少。少数患者可出现皮疹、药热、剥脱性皮炎等过敏反应。长时间使用可发生药物依赖，停药后易发生停药综合征。

【药物相互作用】

（1）苯巴比妥为肝药酶诱导剂，因此可加速其他药物的代谢，如双香豆素、氢化可的松、地塞米松、睾酮、雌激素、孕激素、口服避孕药、氯霉素、多西环素、灰黄霉素、地高辛及苯妥英钠等，降低这些药物的疗效。

（2）与中枢神经系统抑制药如抗组胺药、抗精神病药、麻醉药、镇痛药、乙醇和其他镇静催眠药等合用时，能增强对中枢的抑制作用。

扑米酮

扑米酮又名扑痫酮，麦苏林，去氧苯比妥，其化学结构与苯巴妥相似，微溶于水、乙醇，不溶于氯仿和醚。

【体内过程】扑米酮口服后吸收快且完全，虽然个体差异性较大，约3 ～ 4小时血药浓度达峰值，与血浆蛋白结合率差别较大，为0 ～ 20%。分布广泛，表观分布容积一般为0.8L/kg，血浆半衰期7 ～ 14小时。吸收后在肝脏代谢为苯巴妥和苯乙基丙二酰胺

（PEMA），两种代谢产物仍有抗癫痫作用，且消除较慢，长期服用在体内蓄积。扑米酮及其代谢产物通过肾脏排泄，约 20% 以药物原形经尿排出。

【临床应用】本药对大发作、精神运动性发作疗效较好，对后者的作用优于苯巴比妥，因此认为这与 PEMA 的作用有关。本品主要用于其他抗癫痫药难以控制的患者，必要时与苯妥英钠或卡马西平合用以提高疗效。扑米酮对部分性发作和大发作的疗效优于苯巴比妥；但对复杂部分发作的疗效不及卡巴西平和苯妥英钠。

【不良反应】用药初期有恶心、眩晕、困倦、头痛，甚至幻觉，也可见共济失调、复视、眼球震颤。继续服药数天或数周后可逐渐耐受。偶见红斑丘疹、麻疹样皮疹、血小板和白细胞减少、巨幼红细胞贫血、红斑狼疮等；孕妇久服可致畸胎。

【药物相互作用】

（1）饮酒或与具有中枢神经抑制作用的药物合用时，可使中枢抑制作用加强。

（2）单胺氧化酶抑制药抑制本品代谢，合用可能出现中毒。

（3）具肝药酶诱导作用，可加快抗凝药、皮质激素、洋地黄、地高辛、盐酸多西环素或三环类抗抑郁药的代谢，而使这些药物疗效降低。

（4）可减低维生素 B_{12} 的肠道吸收，增加维生素 C 由肾排出。

（5）与丙戊酸钠合用，扑米酮血浓度增加，同时丙戊酸钠半衰期缩短，应调整用量，避免引起中毒。

（6）不宜与苯巴比妥合用。

（7）与苯妥英钠合用时扑米酮代谢加快。

第七节 GABA 活性增强药物

GABA 为中枢抑制性递质，该类药物具有与 GABA 类似的结构，可通过抑制 GABA 氨基转移酶的活性，或为 GABA 的前药，在体内释放 GABA，提高脑中 GABA 的浓度等机制发挥抗癫痫作用，其中有些药物具有毒性小、不良反应少的特点。

卤加比

【体内过程】卤加比（普罗加比、氟柳双胺）口服易吸收，易透过血脑屏障，2～3 小时血浆药物浓度达峰值，半衰期约为 10～12 小时。几乎全部由肝脏代谢，服药后数分钟脑内即出现代谢产物。

【临床应用】对癫痫、痉挛状态和运动失调均有良好的治疗效果。具广谱抗癫痫作用，对强直阵挛性发作、部分性发作及失神发作均有效。

【不良反应】常见的有眩晕、嗜睡、乏力和胃肠功能障碍，少数患者可出现情绪改变。对肝脏有损害，长期使用应定期检查肝功能。肝功能不全者禁用。

托吡酯

托吡酯又称妥泰，是一个由氨基磺酸醋取代单糖的新型抗癫痫药物。

【体内过程】口服易吸收，生物利用度高，2～3 小时血浓度达峰值，达峰时间长短与口服剂量有关。生物利用度为 80%，血浆蛋白结合率为 9%～17%，半衰期为 18～23 小时。本药口服剂量的 20% 在体内被代谢，其他 80% 以原形药及其代谢产物从肾脏排出。

【临床应用】主要作为其他抗癫痫药物的辅助治疗，用于局限性发作和大发作，尤其对儿童难治性癫痫的疗效较好。

【不良反应】托吡酯主要不良反应为中枢神经系统症状，如头晕、乏力、眼球震颤、精神异常、共济失调、食欲减退、失语、注意力不集中。消化系统的不良反应有恶心、腹泻、腹痛、口干。

【药物相互作用】

（1）本品可增加苯妥英钠血药浓度，对其他抗癫痫药物（卡马西平、丙戊酸、苯巴比妥、扑痫酮的稳态血浆浓度无影响。

（2）卡马西平、苯妥英钠可降低本药的血药浓度。

加巴喷丁

加巴喷丁化学名为 1- 氨甲基环己醇乙酸，为一种人工氨基酸结构，于 1993 年首次在英国上市。

【体内过程】口服易吸收，2 ～ 3 小时血药浓度达高峰，单一口服剂量 300mg 和 600mg 时，生物利用度分别为 47% ～ 67%、32% ～ 52%，吸收不受食物影响。治疗剂量与血药浓度呈线性关系，消除半衰期为 5 ～ 7 小时。吸收后主要分布于中枢神经系统，在脑组织及脑脊液中的浓度最高，分别为血药浓度的 80%、35%。本品在体内不与血浆蛋白结合，也不诱导肝药酶，90% 以上的药物以原形经肾脏排出。

【临床应用】作为抗癫痫叠加治疗和单一治疗方式，适用于常规抗癫痫药物治疗无效或不能满意控制的癫痫患者；不能耐受传统抗癫痫药物不良反应的癫痫患者；复杂性局部发作或继发性全身发作的重症癫痫患者。

【不良反应】常见的不良反应有嗜睡、头晕、运动失调、疲劳、继续服药可减轻。可使某些癫痫发作加重，故对包括失神性发作在内的混合性癫痫慎用。

【药物相互作用】加巴喷丁很少代谢，也不干扰其他一般合用的抗癫痫药物的代谢。与氢氧化铝等制酸药同服，可使其生物利用度下降24%，因此不能与制酸剂同时服用。

氨己烯酸

【体内过程】口服易吸收，生物利用度为60%～90%，口服后1～2小时血药浓度达峰值，半衰期 2 为 5～8 小时。本品不与血浆蛋白结合，约80%以原形由尿排出。

【临床应用】氨己烯酸通过不可逆性抑制 GABA 氨基转移酶，提高脑内 GABA 浓度而发挥作用。主要用于治疗癫痫局限性发作和大发作，也可与其他抗癫痫药合用治疗难治性癫痫发作，尤其对顽固性儿童癫痫发作适用。

【不良反应】不良反应有嗜睡、头痛、头晕、疲倦和体重增加，偶见抑郁、躁动、精神混乱等精神行为异常。最新研究表明，服用2年以上的患者有40%发生视野缺损，因此服用本品每6个月需做一次视野检查。

第八节　其他类

拉莫三嗪

拉莫三嗪（那蒙特金、利必通）为苯三嗪类衍生物，是一种新型的抗癫痫类药物，无论在化学上或作用机制上与以往的抗癫痫药无相似之处。1994 年获 FDA 批准上市。

【体内过程】口服吸收良好，胃肠道几乎完全吸收，且不受进食影响，与血浆蛋白结合率为 50% 左右。对肝药酶无诱导、无抑制作用。半衰期约为 24 小时，药物大部分以葡萄糖醛酸化物形式从尿中排出。

【临床应用】本药多作为癫痫的辅助治疗，即在已用其他药物无效时加用本药。用于部分性癫痫发作，尤其是难治性癫痫。可减少发作频率 50% 左右。

【不良反应】常见不良反应为嗜睡、失眠、恶心、呕吐、复视、头痛、耳鸣、头昏、皮疹、共济失调等。拉莫三嗪作为单药治疗时，有 8% 的患者出现头晕。

【药物相互作用】能诱导肝药物代谢酶的抗癫痫药（如苯妥英、卡马西平、苯巴比妥）会加快本药的代谢；丙戊酸钠与拉莫三嗪竞争肝药酶代谢，故会降低拉莫三嗪的代谢。对正在服用卡马西平的患者，服用拉莫三嗪之后有中枢神经系统反应的报道，包括头晕、共济失调、复视、视力模糊和恶心，这些反应在减少卡马西平的剂量后通常都会消失。

抗痫灵

抗痫灵（丙烯酰哌啶）是 20 世纪 70 年代我国创制的抗癫痫药，是胡椒碱的衍生物。

【体内过程】口服后达峰浓度时间为 1.4 ～ 3 小时，半衰期为 25 ～ 4 小时，血浆浓度与疗效的相关性不肯定，最佳治疗血浓度可能为 3.4 ～ 5.2μg/ml。

【临床应用】抗痫灵为广谱抗癫痫药，适用于各种类型癫痫，对大发作疗效好，对混合癫痫也有效。作用机制与升高脑内 5-HT 含量有关。临床起效较慢，常需 1 ～ 3 个月方显示疗效。特点是发挥疗效时不产生精神抑制作用。

【不良反应】不良反应有困倦、共济失调、胃肠反应。如用本品代替其他抗癫痫药时宜逐步取代，不能骤停其他抗癫痫药，以免诱发癫痫发作。

氟桂利嗪

【体内过程】氟桂利嗪（氟桂曝、西比灵）口服吸收良好，2～4小时血药浓度达峰值。蛋白结合率为90%。体内主要分布于肝、肺、胰，并在骨髓、脂肪中蓄积。半衰期约18小时。主要在肝代谢，代谢物主要经胆汁排泄，可通过血脑屏障，并可随乳汁分泌。

【临床应用】可作为癫痫治疗的辅助药物，提高抗癫痫效果。因其具有抑制血管收缩，保护脑组织，保护血管内皮组织等作用，可用于治疗缺血性脑血管病、外周血管病。

【不良反应】最常见不良反应为嗜睡和疲惫，长期服用者可出现抑郁症，以女性患者较常见。老年人易发生锥体外系症状，如运动徐缓、强直、静坐不能、口颌运动障碍、震颤等。少见不良反应有胃痛、胃灼热感、恶心、口干、失眠、皮疹、焦虑、肌痛、乳溢等。

【药物相互作用】与酒精、镇静催眠药物合用可加强其镇静作用；与苯妥英钠、卡马西平联合应用时，可以降低氟桂利嗪的血药浓度。

三甲双酮

【体内过程】三甲双酮又名解痉酮，作用出现慢，服药2～4日开始显效。有效血药浓度为20μg/ml，半衰期为16～20小时。与血浆蛋白结合少。在肝脏内代谢，其代谢产物二甲双酮也有抗癫痫活性，半衰期达240小时，有效血浓度为700μg/ml代谢产物与少量原形药物从尿中排出。

【临床应用】对于癫痫小发作疗效较好，用于难治性癫痫小发作，如伴有大发作时，需与适量的抗大发作药物合用。

【不良反应】毒性较大，常见的有嗜睡、乏力、恶心、皮疹、脱发、畏光、昼盲等，可引起粒细胞减少、再生障碍性贫血及肝、肾功能损害。治疗中如有严重不良反应，须立即停药。用药期间应作血、尿常规和肝功能检查。

左乙拉西坦

左乙拉西坦是吡拉西坦衍生物中的左旋乙基吡拉西坦，是一种新型抗癫痫药物。美国 FDA 于 1999 年批准其用于成人部分性癫痫发作，2005 年又将适应证扩大到 4 岁以上儿童。

【体内过程】左乙拉西坦几乎具备了较好的抗癫痫药物的所有药动学特性。口服吸收迅速完全，生物利用度接近 100%，达峰时间 0.6 ～ 1.3 小时，不受食物影响。分布容积为 0.5 ～ 0.7L/kg，单次给药 1000mg 血浆药物峰浓度可达 31mg/kg。血浆蛋白结合率低于 10%，能迅速透过血脑屏障。口服剂量在 500 ～ 5000mg 之间时呈线性的药动学曲线，无须血药浓度监测。本品不经肝脏代谢，也不产生酶诱导作用。66% 以原形从肾脏排泄，27% 代谢为无活性成分。健康成人半衰期为 6 ～ 8 小时，老年人 10 ～ 11 小时。

【临床应用】单药添加治疗部分性发作的有效率在 40% 左右，主要用于成人和 4 岁以上儿童难治性部分性癫痫的辅助治疗。

【不良反应】本品具有良好的耐受性和安全性，常见不良反应有嗜睡、乏力、头晕，儿童还易出现情绪不稳、易激动等精神方面不良反应。

【药物相互作用】药物之间相互作用极少，其药动学不受其他经常联合使用的抗癫痫药影响，对苯妥英钠、卡马西平、丙戊酸、苯巴妥、拉莫三嗪、加巴喷丁以及口服避孕药、地高辛、华法林的血药浓度也无明显影响。

第九节　抗癫痫药的应用原则

目前治疗癫痫的主要措施仍是长期服用抗癫痫药，及时和正确的治疗，可使约 50% ～ 60% 脑部无严重病损的患者发作得到满意的控制，约 25% ～ 30% 患者病情减轻。总的原则是使用最少的药物和最小的药物剂量，最大限度地控制临床发作，同时在用药过程中又不产生明显的毒副反应。抗癫痫药应用基本原则如下：

1. 取得患者和家属的合作　病人及亲属对疾病的性质、药物治疗的实施和预后的估计、不良反应的了解以及配合，能帮助医生取得最好的药物治疗效果。

2. 合理选择抗癫痫药物　临床选择抗癫痫药物主要根据发作类型、药物的副作用、患者的年龄以及既往的药物过敏史和药物价格等来确定。不同的抗癫痫药物对不同类型发作的作用和程度是不一样的，如果用药不当，甚至会得到相反的结果。准确判断癫痫发作类型是治疗的关键，直接影响患者的预后。

3. 给药方法　单药治疗开始，达最大耐受量而无效时改用另一种药物，都无效时再考虑合并用药。更换药物采用过渡用药方法，即在原药基础上加用新药，待其发挥疗效后，再逐渐撤销原药。联合用药时要注意药物的相互作用，临床效果并不等于各药作用之和，有时反而使药物浓度降低，导致疗效减低。有时会使药物浓度增高而产生毒性反应。

4. 给药剂量 由于抗癫痫药的有效剂量个体差异较大，给药时应从低剂量开始，逐渐增加药量，直到能控制发作而又不产生毒性反应为止。有条件者可做血药浓度监测防止药物过量。

5. 坚持较长期治疗 大发作或单纯部分发作在完全控制 2～5 年后，失神发作在完全控制半年以上才考虑缓慢减量，逐渐停药，如有复发则需重复给药。切忌因发作暂时被控制而随意停药，突然停药往往导致癫痫发作加频，甚至出现癫痫持续状态。

6. 注意观察药物的毒副反应 治疗过程中应密切观察可能出现的不良反应，定期复查血常规、尿常规，对造血功能或重要脏器有影响的药物，要检查周围血象和肝肾功能等，有条件时要定期做药物浓度测定。

第七章　抗震颤麻痹药

震颤麻痹又称帕金森病（PD），是一种中枢神经系统锥体外系退行性疾病，由英国人 James 首次描述。该病典型临床症状为静止震颤、肌肉僵直、运动迟缓和共济失调，严重患者伴有记忆障碍和痴呆等症状。通过合理用药治疗可延长寿命和改善生活质量，如不进行及时有效的治疗，病情呈慢性进行性加重，晚期往往全身僵硬，活动受限，严重影响生活质量，根据病因不同，震颤麻痹分为原发性、动脉硬化老年性、脑炎后遗症及化学药物中毒等四类。后三类均出现类似原发性震颤麻痹的症状或病理性改变，故又称为帕金森综合征。

该病原因及发病机制尚不完全清楚，多巴胺缺失学说、兴奋性神经毒性学说、氧化自由基学说、线粒体功能障碍学说等，其中多巴胺缺失学说得到大多数学者的公认；该学说认为，震颤麻痹是因纹状体内缺乏多巴胺所致，主要病变在黑质－纹状体多巴胺能神经通路。黑质中多巴胺能神经元发出上行纤维到达纹状体（尾核及壳核），其末梢与尾－壳核神经元形成突触，以多巴胺为递质，对脊髓前角运动神经元发挥抑制作用。同时尾核中的胆碱能神经元与尾－壳核神经元形成突触，以 Ach 为神经递质起兴奋作用。正常时两种递质处于动态平衡，共同参与调节机体的运动机能。震颤麻痹患者由于黑质病变，多巴胺合成减少，使纹状体内多巴胺含量降低，造成黑质——纹状体通路多巴胺能神经功能减弱，而胆碱能神经功能相对占优势，因而导致震颤麻痹的肌张力增高等症状。该学说不仅能说明以往应用胆碱能受体阻断药治疗 PD 的合理性，而且也提示补充脑内多巴胺是治疗 PD 的合理途径。

根据药理作用机制，将抗帕金森综合征药分为拟 DA 药和抗胆碱药，且两类药物合用时可增强疗效。这两类药物治疗作用的基础在于恢复脑内 DA 能和胆碱能神经系统功能的平衡状态。左旋多巴复方制剂和苯海索分别是两类治疗帕金森综合征的代表药。

第一节　拟多巴胺类药

左旋多巴

左旋多巴是儿茶酚胺类神经递质酶促合成过程中的中间代谢产物，是 DA 递质合成的前体物质，由酪氨酸羟化酶催化左旋酪氨酸生成。

【体内过程】本药口服后主要在小肠经主动转运系统而迅速吸收，吸收后有 95% 以上的药物在外周被多巴脱羧酶脱羧转化为 DA，加上肝脏的首过消除，仅约 1% 的药物进入中枢而发挥作用。0.5 ～ 2 小时达血浆浓度峰值，半衰期为 1 ～ 3 小时。本药的吸收率与胃排空时间和胃液的 pH 有关。如胃排空延缓和胃内酸度增加，均可降低其生物利用度。

【临床应用】

（1）震颤麻痹：左旋多巴可广泛用于治疗各种类型 PD 病人，但对吩噻嗪类抗精神病药引起的锥体外系症状无效。

（2）肝昏迷：左旋多巴还可用于急性肝功能衰竭所致的肝昏迷，能使肝昏迷患者的意识从昏迷转变为清醒，但不能改善肝功能，故不能根治，仅为辅助治疗。

【不良反应】左旋多巴的不良反应大多是由于左旋多巴在外周生成DA大量堆积所引起。

（1）胃肠道反应：治疗早期可出现食欲减退、恶心、呕吐或上腹部不适，这是由于DA刺激延髓催吐化学感受区（CTZ）所致。继续治疗，胃肠道的不良反应可逐渐消失。另外，偶见消化性溃疡出血和穿孔。与外周脱羧酶抑制剂同服，胃肠道反应明显减少。

（2）心血管反应：治疗早期可出现轻度体位性低血压，通常无症状，但有些患者可感到头晕，偶见晕厥。连续用药可产生耐受性，低血压症状减轻。此外，由于DA可兴奋受体，故可引起心动过速，甚至心律失常。

（3）非自主异常运动：约有50%的患者在治疗2～4个月内出现异常的不随意运动，包括面、舌抽搐、怪相、摇头和双臂、双腿或躯干做各种各样的摇摆运动及过大的呼吸运动引起的不规则喘气或换气过度。长期服用左旋多巴的患者可出现对该药的耐受，可出现"开－关"现象，即患者突然多动不安（开），而后又出现肌强直运动不能（关），两种现象可交替出现，严重妨碍患者的日常活动。

（4）精神障碍：可产生幻觉、妄想、躁狂、失眠、焦虑、噩梦和情感抑郁等。

【药物相互作用】

（1）维生素 B_6 是多巴脱羧酶的辅酶，可增强外周组织脱羧酶的活性，使DA生成增多，降低左旋多巴的疗效，又能增加外周DA引起的不良反应。

（2）非选择性单胺氧化酶抑制药如苯乙肼和异羧肼，由于阻碍DA和NA的代谢，可导致高血压危象、心律失常等严重不良反应。故禁止与左旋多巴合用。

（3）抗精神病药和利血平可阻断中枢 DA 受体，利血平可耗竭中枢 DA，它们都能使左旋多巴失效，因此不宜与之合用。

卡比多巴

卡比多巴又名 α- 甲基多巴肼，由于卡比多巴有较强的左旋芳香氨基酸脱羧酶抑制作用及不能通过血脑屏障而进入脑内，故与左旋多巴合用时，可减少左旋多巴在外周组织的脱羧作用，因而可使较多的左旋多巴到达黑质 – 纹状体而发挥作用，从而提高左旋多巴的疗效。

【体内过程】口服后吸收约 40% ～ 70%，与血浆蛋白结合率约 36%，可分布于肾、肺、小肠、肝、血液和动脉管壁上，肾脏中浓度最高，约 50% ～ 60% 的药物以原形或代谢产物由尿排出。

【临床应用】用于各种原因引起的震颤麻痹和帕金森综合征的治疗，抗精神病药物所致的帕金森综合征除外。

【不良反应】单用时不良反应极少。与左旋多巴合用时，可出现恶心、呕吐等；另外由左旋多巴引起的不良反应如异常不随意运动、精神障碍等较早发生，常引起精神抑郁、面部、舌、上肢及手部的不自主运动。

苄丝肼

苄丝肼又名丝氯酰肼、色拉肼。

【体内过程】口服吸收快，吸收率约 58%，在肝内代谢，肾脏排泄，12 小时排泄约 90%。一般苄丝肼与左旋多巴 1∶4 配伍应用。

【临床应用】为外周多巴脱羧酶抑制剂，作用类似卡比多巴。用于震颤麻痹。对于药物引起的帕金森综合征无效。

【不良反应】较少，同卡比多巴。

金刚烷胺

金刚烷胺又名金刚胺、三环癸胺。金刚烷胺原为抗病毒药用于预防 A-II 型流感。后来意外地发现它能缓解帕金森综合征患者的症状，与左旋多巴合用有协同作用。

【体内过程】本品为人工合成的饱和三环癸烷的氨基衍生物。口服吸收迅速完全，脑脊液浓度为血浓度的 60%，在体内不被代谢，半衰期为 10 ～ 28 小时，约 90% 药物以原形从肾脏排泄。

【临床应用】用于不能耐受左旋多巴治疗的震颤麻痹患者，以及用于亚洲 A-II 型流感、病毒性感染发热患者。

【不良反应】

（1）少数病人服后可有嗜睡、眩晕、抑郁、食欲减退等，亦可出现四肢皮肤青斑、踝部水肿等。严重不良反应为充血性心衰、体位性低血压，偶致惊厥。

（2）震颤麻痹患者每日超过 200mg 时，疗效不增，毒性渐增。老年患者耐受性低，可出现幻觉谵妄。

溴隐亭

溴隐亭又名溴麦角隐亭、溴麦亭、抑乳亭、溴麦角环肽、麦角乳糖，为多肽类麦角生物碱。

【体内过程】本品口服后 60 分钟显效，2 ～ 3 小时达高峰。与血浆蛋白结合率为 90% ～ 96%，约 90% 由胆汁排出。

【临床应用】

（1）震颤麻痹，本品显效快，持续时间长，对僵直、少动和重症患者效果好。常用于左旋多巴疗效不好或不能耐受患者及症状波动者。

（2）Huntington 舞蹈病，利用小剂量溴隐亭激动 D3 受体达治疗目的。

（3）行经或闭经期溢乳，泌乳过多症，预防产后泌乳。

（4）肢端肥大症。

（5）女性不育症。

【不良反应】服药初期，有些病人可出现恶心、头晕、呕吐。不必停药，可通过减少剂量来纠正。不良反应发生率约 68%，连续用药可减轻，与食物同服也可减轻。约 3% 患者需终止用药。

【药物相互作用】如与左旋多巴合用可提高疗效，须减少左旋多巴剂量。

培高利特

甲横酸培高利特又名硫丙麦角林甲烷磺酸盐、硫丙麦角林。

【体内过程】口服吸收好，1 ～ 1.5 小时后血药浓度达到峰值，迅速分布于所有组织中，血浆蛋白结合率为 91%。主要经粪便及尿排出。

【临床应用】

（1）震颤麻痹，本品对轻症疗效较好，用药 14 ～ 20 周后，能改善病人的步态、震颤、僵直和运动障碍。与左旋多巴联合用药，增加疗效，减轻或延缓左旋多巴的不良反应。

（2）溢乳和高催乳素血症。

【不良反应】

（1）轻度恶心、呕吐、头晕、乏力、皮肤瘙痒等症状，无须停药。

（2）偶见体位性低血压。

（3）房性期外收缩和窦性心动过速。

罗匹尼罗

罗匹尼罗，1996 年开始用于治疗震颤麻痹。

【体内过程】口服后迅速而几乎完全地被吸收，生物利用度约 50%。在体内无蓄积，主要被氧化代谢，经尿排泄。轻、中度肾功能不良者不需调整本品剂量。

【临床应用】早期特发性震颤麻痹。

【不良反应】恶心、瞌睡、下肢水肿、腹痛、呕吐、低血压、心动过缓。

【药物相互作用】本品与抗高血压药、抗心律失常药、精神抑郁药、高剂量雌激素、其他多巴胺激动剂和乙醇有相互作用。

美金刚

美金刚胺又名美金刚，为金刚烷胺的 3，5- 二甲基衍生物。

【临床应用】美金刚胺具有抗震颤麻痹作用，主要用于帕金森氏综合征。

【不良反应】可有眩晕、不安、兴奋、疲劳、头重及口干。

【药物相互作用】本品有抗胆碱作用，因而能增强抗胆碱药的作用。

普拉克索

普拉克索，1996 年用于震颤麻痹。

【体内过程】本品清除率为 419ml/min，半衰期 9 ～ 16 小时，肾清除率为 80%。

【临床应用】主要用于震颤麻痹。

【不良反应】与其他多巴胺受体激动剂大体相似，包括恶心、头晕、瞌睡和失眠。一些在服左旋多巴的晚期病人可能会出现锥体外系症状，失眠、运动障碍和幻觉。此外，在开始治疗时常会出现体位性低血压。

【药物相互作用】西咪替丁抑制肾小管分泌而增加本品的血浆浓度。灭吐灵可降低本品的作用。

托卡朋

托卡朋又名答是美。

【临床应用】此药与左旋多巴或多巴脱羧酶抑制药联用，治疗该两药单用不能有效控制病情的震颤麻痹患者。

【不良反应】主要由于增加了左旋多巴的生物利用度而产生。如曾有过运动障碍的病人，可再次出现运动障碍症状。可通过减少左旋多巴的用量来控制下列症状：恶心、睡眠障碍、厌食、腹泻、尿液变色、肝转氨酶升高，以及在减药或停药时出现精神抑制的不良综合征。

【药物相互作用】本品下列药物产生相互作用：非选择性单胺氧化酶抑制药、苄丝肼、甲基多巴、多巴酚丁胺、阿扑吗啡、肾上腺素、异丙肾上腺素、华法林以及可影响儿茶酚胺水平的各种药物。

第二节 中枢抗胆喊药

本类药物阻断纹状体胆碱受体，亦阻断 DA 能神经突触前膜胆碱受体，因该处胆碱受体激动时对 DA 能神经产生抑制，故对 DA 能神经有增强作用。

苯海索

苯海索又名安坦，是人工合成中枢抗胆碱药物之一，早在 1949 年即开始用于治疗帕金森综合征。

【临床应用】

（1）震颤麻痹。对脑炎后遗症或动脉硬化引起的震颤疗效明显，也能改善流涎，但对僵直、运动迟缓疗效较差。主要用于轻症及不能耐受左旋多巴的患者。常与左旋多巴合用。

（2）利血平和吩噻嗪类药物引起的锥体外系反应（迟发性运动失调除外）。

（3）肝豆状核变性。

【不良反应】不良反应似阿托品，但对心脏的影响较弱，故应用较安全。常见口干、便秘、尿潴留、瞳孔扩大、视力模糊等抗胆碱反应。偶可引起由口腔过度干燥所并发的化脓性腮腺炎、皮疹、结肠扩张、麻痹性肠梗阻和某些精神病症状如妄想、幻觉以及少数偏执狂等。

【药物相互作用】

（1）三环类抗抑郁药如米帕明，吩噻嗪类药物如氯丙嗪，具有弱抗胆碱作用，合用可增强本品的抗胆碱作用。

（2）单胺氧化酶抑制药如苯乙肼等可非特异性地抑制肝微粒体酶，故合用可增强本品的抗胆碱作用。

（3）奎尼丁具有阻滞迷走神经作用，两者合用可增强本品的抗胆碱作用。

（4）硝酸甘油等硝酸酯类、抗组胺药与本品合用可增强本品的作用。

（5）利舍平、胍乙啶与本品合用可拮抗本品减少分泌的作用。

丙环定

丙环定又名开马君、卡马特灵。

【临床应用】

（1）用于帕金森综合征和药物引起的锥体外系反应。

（2）解除胃及十二指肠痉挛。

（3）有机磷农药中毒。

【不良反应】本品与苯海索相似。有口干、头晕、视力模糊等。

吡哌立登

吡哌立登又名安克痉。

【临床应用】

（1）本品用于震颤麻痹。对脑炎后遗症或动脉硬化引起的震颤疗效明显，也能改善流涎，但对僵直、运动迟缓疗效较差。主要用于轻症及不能耐受左旋多巴的患者，常与左旋多巴合用。

（2）本品与利舍平和吩噻嗪类药物引起的锥体外系反应（迟发性运动失调除外）。

（3）本品用于肝豆状核变性。

【不良反应】与苯海索相似。常见口干、便秘、尿潴留、瞳孔扩大、视力模糊等抗胆碱反应。

普罗吩胺

普罗吩胺又名爱普把嗪。

【临床应用】

（1）本品用于震颤麻痹，用于改善帕金森综合征症状，对僵直效果好，对震颤、流涎亦有效，对于迟发性运动障碍无效。

（2）本品用于脑炎后动脉硬化等所致的帕金森综合征，对僵直效果好，对震颤、流涎亦有效。

【不良反应】不良反应似阿托品，常见困倦、无力、口干、恶心、呕吐、复视等抗胆碱反应。

二乙嗪

二乙嗪又名地乃嗪、二乙氨苯嗪。

【临床应用】

（1）本品用于震颤麻痹。

（2）本品用于帕金森综合征，可改善肌强直、震颤及少动等。

【不良反应】不良反应似阿托品，常见口干、复视、眩晕、上腹部烧灼感等反应；偶见粒细胞减少。

苯扎托品

苯扎托品又名苯哩托品，苯甲托品，节托品。

【临床应用】本品用于各种震颤麻痹扭转性痉挛及药物引起的锥体外系反应综合征。

【不良反应】不良反应似阿托品，常见口干、便秘、汞潴留、瞳孔扩大、视力模糊等，老年病人对药物更敏感。

第三节 抗震颤麻痹药的应用原则

药物治疗主要是改善帕金森综合征患者症状并试图延缓病情进展，药物治疗可以纠正活动徐缓、步态障碍及姿势不稳，亦可减少帕金森综合征的其他症状，如震颤、肌肉僵硬、减轻残障。

（1）早期：轻微的、功能尚完善的患者，主要采用非药物治疗，若疾病影响患者的日常生活和工作能力，则采用药物治疗。药物可选用金刚烷胺、司来吉兰、抗胆碱能药（针对震颤）。

（2）中期：左旋多巴，多巴胺受体激动剂 + 左旋多巴，COMT 抑制剂。

（3）长期维持：左旋多巴为主，辅以司来吉兰、抗胆碱能药、COMT 抑制剂、金刚烷胺。

第八章 抗多动症药

多动症是一组起病于儿童和少年期的行为和情绪障碍，又称脑功能轻微失调或轻微脑功能障碍综合征（MBD）或注意缺陷多动障碍（ADHD）。

第一节 精神兴奋药

精神兴奋药是中枢兴奋药的一类，主要作用是选择性兴奋脑干以上的中枢神经系统，提高大脑皮层兴奋性，是治疗儿童多动症的一线药物。其代表药物有哌醋甲酯、苯丙胺、右旋苯丙胺、匹莫林、黄嘌呤类（咖啡因、茶碱）等。

哌醋甲酯

哌醋甲酯又名哌甲酯、名利他林、利在灵，目前是治疗儿童多动症最常用的药物。

【体内过程】本品口服易吸收，与食物同服会加快吸收，而且可以减少食欲减退的发生。服药后约 2 小时血药浓度达峰值，一次服药作用可持续 4 小时左右。脑内浓度高于血药浓度，与血浆蛋白结合率较低。在肝脏迅速代谢，代谢产物哌甲酯酸经尿排出，酸化尿液排泄明显增加。半衰期约 30 分钟。

【临床应用】

（1）适用于治疗各型多动症，有效率达 70% 以上，是目前治疗儿童多动症的首选药，其疗效优于右旋苯丙胺和匹莫林。能改善其注意力涣散和过度活动，并提高其学习能力。

（2）儿童遗尿症本品能刺激大脑皮层，使皮质处于较活跃状态，因而使患儿易被尿意唤醒。

（3）发作性睡眠症。

（4）对抗药物过敏引起的中枢抑制（困倦、昏睡等）。

（5）中枢性呼吸衰竭。与山梗菜碱、二甲弗林联用治疗各种原因引起的中枢性呼吸衰竭。

【不良反应】与剂量有关，一般日剂量在 30mg 以下不良反应较轻。

（1）食欲减退最常见：用药期间宜选用可口食物，或加用健胃药。如仍十分严重者应减量。

（2）其他不良反应：有口干、头痛、头晕、失眠、恶心、皮疹等。有些症状仅在用药初期出现，坚持服药可自行消失。

【禁用与慎用】孕妇、青光眼、严重焦虑、激越性忧郁或过度兴奋者及 6 岁以下儿童禁用。癫痫或高血压患者慎用。

【药物相互作用】哌甲酯能升高血压，慎与升血压药合用。本品能拮抗香豆素类抗凝血药、抗惊厥药（苯巴比妥）等、抗抑郁药（三环类和选择性 5-HT 再摄取抑制药）的代谢，合用时应适当调整剂量并监测血药浓度。

苯丙胺

苯丙胺又名安非他明、苯齐巨林、非他明，始用于 1930 年，是临床用于治疗多动症的主要药物之一。

【体内过程】口服易吸收，30分钟血药浓度达峰值，成人半衰期为10～12小时，小儿为6～8小时。在肝脏代谢，经羟化酶转化为对羟基苯丙胺，再经DAβ一氧化酶转化为对羟基去甲基麻黄碱。在酸性情况下大部分以原形药物从尿中排出，在碱性环境下约50%以上以原形药排出，其他以代谢产物形式由尿排出。

【临床应用】

（1）治疗ADHD苯丙胺是美国唯一被FDA批准可用于6岁以下儿童的中枢兴奋药物。3～5岁儿童，每日起始剂量为2.5mg，以每次2.5mg幅度逐渐加量。学龄前儿童和青少年每日起始量5mg，每日不超过40mg。

（2）发作性睡病相关的过度睡眠、抑郁症、肥胖症以及中枢抑制药中毒的解救。

【不良反应】常见的不良反应有烦躁不安、失眠、头痛、震颤、心悸、口干、恶心、呕吐、食欲减退。大剂量可发生定向力障碍、血压升高、幻觉、抽搐、谵妄、甚至昏迷。长期或大量服用苯丙胺易中毒，导致精神异常，本品易产生耐受性和成瘾性。

【禁用与慎用】心血管疾病、甲亢、嗜铬细胞瘤、青光眼、焦虑症等患者禁用。老年、体弱患者或有攻击行为和自杀倾向患者慎用。

【药物相互作用】

（1）抑制单胺氧化酶与单胺氧化酶抑制剂药合用作用增强，应用时需调整剂量。

（2）本身有很弱的镇痛作用，可增强吗啡类药物的镇痛效果。

右旋苯丙胺

右旋苯丙胺又名右安非他明，为苯丙胺的右旋体。

【体内过程】口服易吸收，2～3小时血药浓度达峰值，广泛分布于机体组织中，脑和脑脊液中浓度较高。部分经肝脏代谢，大部分以原形从尿中排泄，少部分由乳汁排泄。

【临床应用】用于发作性睡病、辅助用于儿童多动症、短期用药控制肥胖，但不能单靠药物，必须配合其他措施，才能达到满意减肥效果。

【不良反应】

（1）常见的不良反应为中枢兴奋所致的失眠、紧张、易激动、欣快，继而出现疲劳和抑郁。

（2）口干、厌食、腹痛及其他胃肠功能紊乱、头晕、头痛、震颤、出汗、心动过速、血压不稳、性欲改变、阳痿等。

（3）偶见精神异常、横纹肌溶解、肾功能损坏、心肌病变。罕见血清甲状腺激素浓度升高、脑出血、儿童生长抑制。

【禁用与慎用】心血管病患者、青光眼、甲亢、锥体外系病变、兴奋激越状态、有药物滥用史的患者、孕乳妇禁用。轻度高血压、肾功能减退、有癫痫史、有抽搐征患者慎用。

【药物相互作用】锂和甲基酪氨酸可拮抗本品的作用。避免与乙醇饮料同用。不应与单胺氧化酶抑制药同时应用。

匹莫林

匹莫林又称苯异妥英、匹马林、培脑灵。

【体内过程】口服易吸收，2～4小时血药浓度达峰值。半衰期约为12小时。血浆蛋白结合率为50%。部分在肝脏代谢，主要经肾脏排泄，24小时内自尿液排泄量为75%。

【临床应用】

（1）治疗儿童多动症。

（2）治疗轻度抑郁症、发作性睡病、更年期焦虑症。

（3）用于遗传性过敏性皮炎。

【不良反应】

（1）常见失眠，多发生在治疗初期尚未出现疗效之前，大多数为一过性的。

（2）一过性的食欲减退，体重减轻。

（3）偶见头痛、头昏、嗜睡、烦躁不安、恶心、骨痛、眼球震颤、运动障碍、皮疹等。

【禁用与慎用】肝肾功能不良者、6岁以下儿童、舞蹈病、抽搐、癫痫、躁狂患者及孕妇禁用。

【药物相互作用】

（1）本品可降低惊厥阈，因此合用抗癫痫药物时需调整后者剂量。

（2）本品与其他中枢兴奋药合用时，作用可相互增强，应减少用量，以免中枢过度兴奋引发惊厥。

莫达非尼

莫达非尼是一种非苯丙胺类新型中枢兴奋药。

【体内过程】口服易吸收，2～4小时血药浓度可达峰值。血浆蛋白结合率60%。主要经肝脏代谢，代谢产物为莫达非尼酸和莫达非尼砜，二者均无活性。代谢产物由肾脏排泄，老年人用药肾脏清除率降低。

【临床应用】

（1）治疗发作性睡病的首选药物。

（2）治疗 ADHD 可增强认知能力。

（3）减肥与苯丙胺相似，可以改变食物摄取，减轻体重，但不像苯丙胺明显影响心率和血压。

【不良反应】常见不良反应有头痛、头晕、发热、恶心、咽痛、神经质、焦虑失眠等，多表现轻微。偶见血压升高，心率加快，瘙痒，皮疹等。长期应用仍需注意药物出现依赖性的潜在危险。

【禁用与慎用】缺血性心脏病、心电图异常史、心律不齐者、孕妇、乳妇禁用。高血压、不稳定心绞痛、心肌梗死、肝硬化、肝功不全者慎用。

【药物相互作用】慎与抗惊厥药合用。

第二节　抗抑郁药

抗抑郁药一般作为治疗 ADHD 的二线药物，是仅次于精神兴奋药后研究最多的治疗儿童多动症药物。与精神兴奋药相比，其控制行为异常的效果不相上下。

托莫西汀

托莫西汀为新型抗抑郁药，已成为治疗 ADHD 的新药。

【体内过程】本品口服吸收迅速，1～2 小时血药浓度达峰值，食物不影响绝对生物利用度，但可降低吸收速度，使血药峰浓度下降 37%，血浆蛋白结合率 98%。口服给药后仅 3% 以原形药物排出体外，80% 药物以葡萄糖苷的形式经肾脏随尿液排泄。

【临床应用】可明显改善患儿多动、冲动、情绪不稳等兴奋行为。国外资料显示，急性期治疗，无论是对儿童、青少年还是成人 ADHD，托莫西汀都明显优于安慰剂，与哌甲酯有相似的疗效和安全性。

【不良反应】主要有胃肠道反应如便秘、口干、恶心、腹痛等。还有心悸和血压波动以及嗜睡、失眠和易激惹等。

【禁用与慎用】窄角性青光眼、正在服用或在 14 日内服用过 MAOIs，如苯乙肼、苯环丙胺等、对盐酸托莫西汀过敏者。

第三节 α₂- 肾上腺素受体激动药

20 世纪 60 年代，α₂- 肾上腺素受体激动剂可乐定、胍法辛等作为中枢性降压药应用于临床，70 年代国外学者开始在精神科领域应用治疗抽动障碍，后将其作为精神兴奋药的替代品用于 ADHD 或合并其他精神障碍者，国内近 10 年在临床将 α₂- 肾上腺素受体激动剂应用于儿童多动症。

可乐定

可乐定又称氯压定、可乐宁、可乐亭、苯胺咪唑啉。

【体内过程】可乐定口服 30 分钟起效，2 ～ 4 小时血药浓度达高峰。儿童半衰期 8 ～ 12 小时，然而单次用药对行为改善的疗效持续约 3 ～ 6 小时。

【临床应用】可乐定主要用于一线和二线抗 ADHD 药物无效的患者，适用于 ADHD 共病抽动、攻击行为、对立违抗行为以及失眠患者。

【不良反应】最常见的副作用为过度镇静，轻者 1 天后减轻；口干、恶心、畏光也常见。剂量较大时可出现头晕、共济失调、血压和心率降低。

胍法辛的半衰期较长，成人 17 时左右，与可乐定相比，对受体选择性更强。其不良反应与可乐定相似，但镇静、降低血压的副作用相对较小。

第四节　多动症的用药原则

一、药物选择

（一）一般原则

在诊断明确的基础上合理选择药物，原则上选择疗效好、副作用小的药物。在选择精神兴奋药治疗 ADHD 时，哌甲酯是首选，次选右苯丙胺，如果精神兴奋药无效或不能使用时才选其他药物，如抗抑郁药、可乐定等。

（二）ADHD 同时共病有其他症状时的用药原则

1. 共病抽动症　既往治疗此类疾病时大多使用氟哌啶醇、硫必利或可乐定。亦可选用 TCAs。由于哌甲酯容易诱发或加剧抽动症和多发性抽动障碍的症状，因此有抽动症或有抽动症家族史者应慎用中枢兴奋药。

2. 共病品行障碍　中枢兴奋药主要用于注意力不集中，活动过多等靶症状，在治疗伴有品行障碍的 ADHD 时，还要结合认知治疗和行为矫正来纠正其品行问题。

3. 共病情绪障碍　对此类患儿以治疗情绪障碍为主，治疗多动症为辅。传统三环类抗抑郁药丙米嗪、阿米替林、氯米帕明和选择性 5-HT 再摄取抑制剂氟西汀、帕罗西汀、氟伏沙明、舍曲林对此类患儿有一定效果。

二、联合用药

在药物治疗中，一般要遵从单一用药原则，但在某些特殊情况下可采用联合用药，如单一药物仅能控制 ADHD 的某些部分症状，合并另一种药物可以对其他症状起到治疗作用；单一药物治疗时，有时需要较大剂量才有效而致不良反应明显，联合用药则可降低各自的用量，减少不良反应而又能继续保持疗效；存在合并性疾病单一药物又难以奏效。

三、剂量探索

由于用药剂量存在个体差异，在用药过程中要找到一个适当的剂量范围，以期达到用药剂量小，疗效明显，不良反应低的目的。由于中枢兴奋药的量效关系有明显的个体差异，故 ADHD 儿童服药的最初剂量尽管有效，可能不是最佳剂量。

四、服药方法

有些药物起效快，维持时间短，每日需要多次给药才能达到治疗目的，如可乐定、哌甲酯。而有些药物如匹莫林，服用后吸收慢，起效时间长，排泄缓慢，所以每日只需服用 1 次即可。

第九章　促认知药

促认知药又称益智药、脑代谢药或神经营养药，是指治疗痴呆患者的认知功能损害症状的药物，用以改善痴呆患者认知功能或延缓认知功能的衰退。促认知药对正常记忆没有明显的增强作用，不适用于精神发育迟滞，主要适用于各类老年期痴呆的认知功能损害的治疗。其主要作用机制为增强脑细胞中酶的活性，改善脑组织代谢，或改善神经递质的合成和代谢以恢复大脑皮质功能及信息传递，或改善脑血流供应及脑细胞对氧、葡萄糖等的利用，从而减少致病因子对脑的损害，使受损的脑组织功能恢复。

促认知药对痴呆患者的记忆力、认知功能和行为都有一定改善作用，这类药物的研发方兴未艾，新药层出不穷，但迄今疗效尚不足以给患者实际生活能力带来显著改善。大量对阿尔茨海默病（AD）患者认知功能损害的研究证实中枢神经系统的胆碱能系统对认知功能具有重要作用。目前认为疗效较确切的药物是胆碱酯酶抑制剂，还有一些药物可能对提高痴呆患者的认知功能有一定疗效，如脑血管扩张药、脑代谢赋活剂、抗氧化剂、钙离子通道拮抗剂等。目前促认知药主要针对轻、中度痴呆患者的治疗。治疗目的主要在于改善记忆功能，延缓痴呆程度的加重逆转或抑制痴呆的病理变化改善痴呆患者的日常生活能力，提高生命质量。

第一节　脑代谢改善药

吡拉西坦

吡拉西坦又称脑复康、酰胺吡酮、吡乙酰胺、吡咯醋酰胺。化学名称为 2- 氧化 -1- 吡咯烷基乙酰胺，为 GABA 同类药。

【体内过程】口服后迅速从消化道吸收，，生物利用度大于 90%，可分市到大部分组织器官，服后 30～40 分钟可达最大血药浓度，蛋白结合率为 30%，半衰期为 4～6 小时，易透过血脑屏障和胎盘屏障，直接经肾清除，在 26～30 小时内给药量的 94%～98% 以原形由尿排出。

【临床应用】适用于治疗各种原因引起的脑损伤和脑功能不全以及脑外伤和脑白质疾患所引起老年精神衰退综合征、老年性痴呆，并且能够改善轻、中度老年痴呆的认知能力，提高智能，以及脑动脉硬化症、脑血管意外所致记忆及思维功能减退，一氧化碳中毒所致思维障碍，儿童智力下降等；另试用于镰刀状红细胞贫血和肌痉挛。

【不良反应】毒性低，副作用少。临床个别患者有口干、食欲减退、荨麻疹及记忆思维减退等，但停药后均可消失。长期服用未见毒性。症状的轻重与服药剂量直接相关。

【药物相互作用】

（1）与华法林联合应用时，可延长凝血酶原时间，可诱导血小板聚集的抑制。在接受抗凝治疗的患者中，同时应用吡拉西坦时应特别注意凝血时间，防止出血危险，并调整抗凝治疗的药物剂量和用法。

（2）与抗癫痫药物合用应减少抗癫痫药物用量。

茴拉西坦

茴拉西坦又称为三乐喜，为吡拉西坦衍生物，为内酰胺类脑功能改善药。

【体内过程】本品口服吸收完全，起效快，30分钟血药浓度达峰值，维持时间短，平均半衰期为22分钟，4小时后已难以测出血药浓度。易透过血脑屏障，在肝脏代谢，主要代谢产物酪酸茴香酰胺、5-羟-2-吡咯烷等由尿排出。

【临床应用】用于脑血管病后遗症、老年性痴呆所致的行为和功能障碍，中老年基础记忆减退、焦虑不安及情绪抑郁，脑梗死后遗症引起的痴呆。

【不良反应】发生率低且严重程度低。常见是激动、失眠、头痛、眩晕、腹泻、皮疹等，一般不需停药。偶见口干、嗜睡。

奥拉西坦

奥拉西坦又称奥拉酰胺、羟氧吡醋胺、健朗星。

【体内过程】本品口服吸收速度快，并分布于全身体液。达峰时间约1小时，峰浓度48.34～54.96μg/ml，表观分布容积27.45～36.18L，半衰期为3～6小时，药物消除迅速，约40%的原型药在服药后48小时内经尿排出。

【临床应用】主要应用于思维记忆力减退和与年龄及早期痴呆有关的轻、中度思维障碍，如注意力不集中、记忆力减退、警惕性下降等。特别是对防治老年性痴呆疗效显著。

【不良反应】不良反应少，偶见皮肤瘙痒、恶心、精神兴奋、头晕、头痛、睡眠紊乱，但症状较轻，停药后可自行恢复。

甲磺双氢麦角碱

甲磺双氢麦角碱又称为弟哥静、麦丁昕、海特琴、氢麦角碱、安得静。

【体内过程】口服后吸收量达 25%，在 0.5 ～ 1.5 小时之间达血浆浓度峰值。由于首过效应，生物利用度在 5% ～ 12% 之间，血浆蛋白结合率为 81%。甲磺双氢麦角碱主要随胆汁经粪便排泄。尿中以原形药及其代谢物形式排出原药物的 2%。老年患者的血浆浓度比年轻患者稍高。有肾功能障碍的患者几乎无必要减少剂量，因为仅有少量的药物通过肾脏排泄。

【临床应用】主要用于改善与老年化有关的神经退化的症状和体征，急慢性脑血管病后遗的功能、智力减退等。

【不良反应】偶可发生鼻塞、短暂的恶心和不适，但通常将本药与食物同服可缓解。大多数病例不需要采取特别措施，副作用即可消失。必要时可调整剂量。

【药物相互作用】

（1）与环孢素合用时，将改变环孢素的药代动力学。

（2）多巴胺与双氢麦角毒碱联合应用时，可诱导周围血管痉挛，特别是肢体远端血管收缩。

尼麦角林

尼麦角林又称麦角嗅烟酯、瑟米恩。淡黄白色结晶性粉末，在低级醇和丙醇中易溶，在氯仿或苯中溶解，在乙醚中微溶。

【体内过程】口服 5mg，达峰时间约 3 ～ 4.5 小时，24 小时内 60% 从尿中排出。

【临床应用】对轻、中度痴呆有效，可改善老年人慢性脑功能不全（CCI）的临床症状、智力减退、注意力、记忆力、情绪障碍及老年人的眩晕症。还可用于下肢慢性阻塞性动脉病所致的间歇性跛行的协助治疗；眼科视网膜血管性病变、老年人视网膜黄斑变性，可改善青光眼患者的视野。

【不良反应】主要有胃肠道反应（恶心、呕吐、腹泻）、皮肤潮红、困倦、头晕、失眠、低血压。用药 8 周以上，可有尿频、口裂现象及血尿素氮、总胆固醇改变。

【药物相互作用】可加强抗高血压药物的作用。

克拉瑞啶

克拉瑞啶又称为草酸奈酸胺、脑加强、萘昧胺脂、草酸奈昧胺酯。

【体内过程】口服易吸收，生物利用度高达 80% 以上，并易通过血脑屏障。半衰期 60 分钟左右，主要以结合型经胆汁分泌，肠道排泄，只有少量通过肾脏排泄，在体内不易蓄积。

【临床应用】用于老年性痴呆及老年性精神紊乱。脑血管疾病，如脑梗死、中风恢复期、卒中后遗症，以及脑外伤和脑外科手术后恢复期等。也用于外周血管紊乱导致的间歇性跛行，疼痛性痉挛，静息疼痛，脉管炎，毛细血管炎及营养性溃疡，初期坏疽，雷诺症、糖尿病性动脉病变、手足发绀等。

【不良反应】偶见恶心、上腹部疼痛和皮疹，过量时可引起心脏传导抑制及惊厥。对本品过敏者、房室传导阻滞者禁用。严重心功能不全、传导障碍及肝肾功能不全者慎用。

第二节　胆碱功能改善药

他克林

他克林（THA），化学名四氢氨基丫啶。

【体内过程】他克林口服后吸收迅速，易透过血脑屏障。有明显的首过效应，生物利用度为 10%～30%，但胃中食物可使吸收减少达 30%～40%，空腹用药可增加吸收。吸收个体差异大。与血浆蛋白结合率达 55%。在体内主要经肝脏由细胞色素 P450 酶代谢，主要代谢产物为 1-氢化他克林，部分经肾排出。口服 25mg 后半衰期为 1.4～1.6 小时，口服 50mg 后半衰期为 2.1～3.2 小时。重复给药并不引起半衰期时1司的延长。血浆药物浓度达到峰值的时间为 0.5～3 小时，若每日服 4 次，每日剂量 80～160mg，24 小时可以达到稳态血浓度。

【临床应用】阿尔茨海默病，对轻、中度病人有良好的治疗作用。

【不良反应】

（1）最常见：肝转氨酶水平显著升高，约发生于 21% 的患者，当停止用药后，可恢复正常。故使用本品初期至少 18 周内，每周都必须检测肝转氨酶水平，此后每月检测一次。

（2）其他：有恶心、呕吐、腹泻、胃痛、食欲不振等。

因本品增加胆碱活性，增加胃酸分泌，故患有溃疡危象者应严密注意其活动症状及胃肠潜血。出现黄疸及对吖啶衍生物过敏者禁用。

【药物相互作用】西咪替丁能抑制细胞色素 P450 代谢，使他克林的血药浓度增加。香烟中主要成分为细胞色素 P450 的诱导因素，能使他克林代谢增加，从而降低血药浓度。

多奈哌齐

多奈哌齐又名安理申本品系六氢吡啶衍生物,属于第二代可逆性胆碱酯酶抑制剂。

【体内过程】多奈哌齐口服易吸收,相对生物利用度是100%。血药浓度达到峰值的时间因年龄而有差异,青年与老年分别为1.5～4.5小时和2.5～8.0小时,多次用药后在血浆内蓄积4～7倍,在15天内达稳态。与血浆蛋白的结合率约为96%。在肝脏内主要通过细胞色素P450进行生物转换代谢,从肾脏排泄57%,14.5%从肠道重吸收。血浆半衰期为70小时,。

【临床应用】

(1)用于轻、中度阿尔茨海默痴呆病,可改善记忆、语言、定向和运动能力等认知功能。

(2)用于治疗脑外伤引起的记忆障碍。

【不良反应】常见不良反应有恶心、腹泻、失眠、呕吐、肌肉痉挛、乏力、倦怠与食欲减退,症状通常轻微且短暂,不必调整剂量,连续服药症状可缓解。较少见的不良反应包括头痛、头晕、精神紊乱,体重减轻,视力减退,胸痛,关节痛,抑郁,多梦,嗜睡,新的神经症状,皮疹,胃痛,胃肠功能紊乱,尿频或无规律。报道有极少的不良反应为昏厥、心动过缓或心律不齐,窦房传导阻滞、房室传导阻滞、心脏杂音,癫痫或黑便。

【药物相互作用】

(1)CYP3A4和CYP2D6同工酶的诱导剂苯妥英钠、卡马西平、地塞米松、利福平、苯巴比妥可提高本品的清除率。

(2)CYP3A4和CYP2D6同工酶的抑制剂酮康唑和奎尼丁抑制本

品的代谢。

（3）本品对茶碱、西咪替丁、华法林、地高辛的代谢未发现干扰。

（4）本品可能会影响有抗胆碱活性的药物。

加兰他敏

加兰他敏最初是由石蒜科植物；沃氏雪花莲和水仙属植物中提取的生物碱，为抗胆碱酯酶药。

【体内过程】易透过血脑屏障，较多的分布于额叶、颞叶、海马等与学习和记忆有密切关系的脑区。半衰期 5 ～ 6 小时，维持时间长。对外周红细胞乙酰胆碱酯酶的亲和力较强，而且对红细胞和脑组织中的乙酰胆碱酯酶的抑制作用有很好的相关性，因此监测外周血乙酰胆碱酯酶活性变化可以评价药物在体内特别是大脑内的作用，这为临床用药提供了监测手段。

【作用及作用机制】在神经突触中竞争性的同乙酰胆碱酯酶结合，可在突触后等胆碱能极其缺乏的区域产生最大的活性，阻断对乙酰胆碱的降解，进而增加脑内乙酰胆碱浓度。加兰他敏对乙酰胆碱酯酶有高度的选择性，对神经元和红细胞中的乙酰胆碱酯酶抑制活性是对血浆中乙酰胆碱酯酶抑制活性的 50 倍。而且，不与蛋白质结合，这样可以减少食物及同眼的药物对加兰他敏吸收的干扰。

【应用】早老性痴呆、震颤麻痹、精神分裂症、阳痿、酒精中毒、尼古丁依赖性、抑制苯二氮䓬类药物的镇静催眠作用、重症肌无力、肌营养不良和小儿麻痹后遗症。

【不良反应】早期恶心、呕吐及腹痛等胃肠反应，不影响继续用药。超量可有流涎、心动过缓、头晕、腹痛等。癫痫、机械性肠梗阻、支气管哮喘、心绞痛、心动过缓者禁用。

毒扁豆碱

毒扁豆碱，又名依色林是从西非多年生的毒扁豆种子中提取而得的生物碱，也是抗胆碱酯酶药中最早被应用的药物。

【体内过程】口服和注射均易吸收。但因有首过效应，口服吸收效果差，生物利用度仅 2%，而鼻腔给药可 100% 吸收。吸收后在体内分布很广，易透过血脑屏障。在体内大部分为胆碱酯酶水解，仅小部分经尿排出，半衰期为 1.5 小时。

【临床应用】

（1）老年性痴呆：短期应用能改善 AD 病人的记忆，但对其他认知障碍无效，长期应用临床能改善 AD 的行为。其血浆半衰期短，只有 15 ～ 30 分钟，有效量与副作用量接近，对末梢神经副作用大，因而效果不十分理想，其外周胆碱能副作用为呕吐、腹泻和心动过缓，不宜长期使用。

（2）抢救精神药物急性中毒：对三环类抗抑郁药、抗精神病药物氯丙嗪、抗震颤麻痹药物及苯二氮䓬类安定药等过量时有解毒作用，也对全身麻醉药氯胺酮、吗啡引起的呼吸抑制，过量服用海洛因、抗组胺药物引起的兴奋等，均有对抗作用，可治疗阿托品中毒。

（3）麻醉剂的催醒。

（4）治疗青光眼。

【不良反应】主要为胆碱能神经兴奋的流涎、瞳孔缩小、胃肠蠕动增强、骨骼肌肌束颤动、心率减慢、支气管痉挛等。小剂量可刺激呼吸，大剂量可抑制呼吸，中毒时可产生呼吸麻痹而死亡。

石杉碱甲

石杉碱甲又名哈伯因、双益平，是从石杉科石杉属植物蛇足石杉

（千层塔）中分离得到的一种新生物碱。

【体内过程】口服吸收迅速完全，生物利用度 96.6%，10～30 分钟可达血浆浓度高峰，血浆蛋白结合率 17%。肝、肾分布最高，易透过血脑屏障，脑内以皮层、海马等区域分布较高。药物原形和代谢产物经肾迅速排出。

【临床应用】用于良性记忆障碍，提高患者指向记忆、联想学习、图像回忆、无意义图形再认及人像回忆等能力。对痴呆患者和脑器质性病变引起的记忆障碍亦有改善作用。用于良性记忆障碍，用于脑血管疾病、脑创伤、器质性精神障碍、外周血管阻塞性疾病、糖尿病神经病变、急慢性跟腱疼痛、运动性肌肉创伤。

【不良反应】无明显不良反应，过量时可出现程度不等的恶心、腹泻、腹痛、头晕、多汗等，一般不需处理或减少服用剂量即可自行消失。少数病人给药后有耳鸣、头晕、肌束颤动、出汗、腹痛等症状，个别病人有瞳孔缩小、呕吐、大便增加、视力模糊、心率改变、流涎、思睡等不良反应，上述副反应的出现率，除恶心外均较新斯的明为低，且均可自行消失。副反应严重者可用阿托品对抗。

黄皮酰胺

黄皮酰胺该药是从芸香科植物黄皮的叶中分离而得的改善智力的物质。存在于芸香科植物黄皮的黄皮酰胺是一消旋体，本品具抗急性脑缺氧作用，可延长动物在缺氧情况下的存活时间，能够拮抗花生四烯酸、前列腺素 PGF2 和 5-HT 等引起的脑血管痉挛。改善中枢胆碱能系统功能，增加脑内的乙酰胆碱含量，提高胆碱乙酰转移酶活性和促进突触前膜乙酰胆碱释放；提高皮层、海马组织蛋白磷酸酶活性，增加海马突触数，提高突触效能和增强新突触形成的作用。增加苔状神经纤维末梢发芽数以及增加脑内蛋白质的合成。抗脂质过氧化及对氧自由基清除作用；抗神经细胞凋亡作用。

占诺美林

占诺美林是甲基哌啶类化合物的衍生物。它是毒蕈碱受体选择性激动剂，对 M_2、M_3、M_4、M_5 受体作用很弱，口服易吸收，易透过血脑屏障，且皮质和纹状体的摄取率较高，且与纹状体、海马等部位 M 受体有较高的亲和力，对脑干 M_2 受体和外周 M_3 受体及其他神经递质受体的摄取系统的影响很少，是目前发现的选择性最高的受体激动剂之一。服用后，AD 患者的认知功能和动作行为有明显改善。但因胃肠不适以及心血管方面的不良反应，部分患者中断治疗。

第三节　脑循环功能改善药

脑缺血时 Ca^{2+} 进入细胞内是细胞中毒死亡的最后共同途径，因此，及时应用钙拮抗剂，阻止钙离子内流，可减少神经元中毒死亡，减轻脑损害。另外，钙拮抗剂还能阻断自由基引起的细胞破坏，从而起到保护脑细胞的作用。常用的药物有尼莫地平、氟桂利嗪等，应在发病后 6 ～ 12 小时内给药。

尼莫地平

尼莫地平是二氢吡啶类钙拮抗剂，为 II 类钙通道拮抗药。

【体内过程】口服迅速从胃肠道吸收。在肝脏有较显著的首过代谢效应，生物利用度仅为 5% ～ 13%，血浆蛋白结合率为 98%，分布容积为 0.9 ～ 2.3L/kg，消除半衰期长达 9 小时；但开始时血药浓度降低很快，半衰期为 1 ～ 2 小时。在肝广泛代谢，经胆汁从粪便排泄，尿中几乎全部为代谢物。静脉注射，半衰期为 7 分钟，为 0.9 ～ 1.5 小时。其脂溶性高，较其池二氢类时啶化合物（硝苯地平、尼群地平）易透过血脑屏障。

【临床应用】主要用于脑血管疾患，如血管性痴呆症、脑血管灌注不足、脑血管痉挛、蛛网膜下出血、中风和偏头痛等。对突发性耳聋也有一定疗效改善病人的抑郁状态和认知表现。明显改善记忆障碍，且呈剂量依赖性，日剂量低于 90mg 时作用不明显。

【不良反应】可以引起血压下降，发生率约为 4.7% ～ 8%。偶见一过性消化道不适、头晕、嗜睡、皮肤瘙痒等症，但反应轻微，一般不需停药。

【药物相互作用】

（1）与其他作用于心血管的钙拮抗剂联合应用时可增加其他钙拮抗剂的效用。

（2）当尼莫地平 90mg/d 与西咪替丁 1000mg/d 联合应用 1 周以上时，尼莫地平的血药浓度可增加 50%，这可能与西咪替丁抑制了肝内细胞色素 P450 对尼莫地平的代谢有关。

氟桂利嗪

氟桂利嗪 1970 年研制成功的选择性钙通道阻滞药。为哌嗪类钙拮抗药。是另一种研究和应用较多的具有脑细胞保护作用的选择性钙通道阻滞剂。

【体内过程】口服易吸收，2 ～ 4 小时血浆浓度达峰值，半衰期为 18 ～ 19 天，连续服用 5 ～ 6 周血浆达稳定浓度。血药浓度有明显的个体差异。氟桂利嗪为亲脂性，组织浓度高于血浆浓度，服药 2 ～ 4 小时后，乳汁药物也达到高峰，为血浆浓度的 20～30 倍。其与血浆蛋白的结合率为 90%，与球蛋白的结合力比与白蛋白的结合力高，9% 与血细胞结合，仅有 0.8% 呈游离状态。主要经肝脏排泄，40%～80% 的氟桂利嗪及其代谢产物经胆汁从粪便排出。每日 10mg，连续服用 7 天后停药，平均半衰期为 19 天。

【临床应用】用于脑供血不足，椎动脉缺血，脑血栓形成后等；耳鸣，脑晕；偏头痛预防；癫痫辅助治疗。

【不良反应】毒副反应少，病人能很好耐受。最常见的副作用为嗜睡、乏力、头痛、失眠、抑郁、恶心、胃痛以及皮疹等。长期用药可以出现锥体外系症状及溢乳。老年患者发生率较高，出现中、重度帕金森综合征，迟发性运动障碍、震颤和静坐不能。

【药物相互作用】

（1）与酒精、催眠药或镇静药合用时，加重镇静作用。

（2）与苯妥英钠，卡马西平联合应用时，可以降低氟桂利嗪的血药浓度。

（3）放射治疗患者合用桂利嗪，可提高对肿瘤细胞的杀伤力。

（4）在应用抗癫痫药物治疗的基础上加用氟桂利嗪可以提高抗癫痫效果。

第四节　脑供氧功能改善药

都可喜

都可喜又称为阿米三嗪、萝巴新，本品是一种复方制剂，含阿米三嗪和萝巴新。

【体内过程】脑功能不全的老年人口服后，其中阿米三嗪的吸收较慢，达峰时间为（3.5±1.2）小时，血浆半衰期为（47.7±28.0）小时。

【临床应用】大脑功能不全所引起的智能损害如失忆或注意力减退、脑卒中后遗症、老年性轻、中度痴呆和良性记忆障碍。缺血性耳蜗前庭功能失调等。脑血管意外后功能康复。

【不良反应】轻微的消化系统紊乱。罕见失眠，心悸，惊恐，头晕，体重下降。罕见现象如下肢有蚁走感、针刺感及麻痹感曾见于长期服用本药1年或以上，应停止服药。

【药物相互作用】勿与MAOIs及含阿米三嗪的其他药物合用。

艾地苯醌

艾地苯醌又称羟癸甲氧醌、雅伴。

【临床应用】慢性脑血管病及脑外伤等所引起的脑功能损害。能改善主观症状、语言、焦虑、抑郁、记忆减退、智能下降等精神行为障碍。

【不良反应】不良反应发生率3%左右，主要有过敏反应、皮疹、恶心、食欲不振、腹泻、兴奋、失眠、头晕等。偶见白细胞减少和肝功能损害。

茴拉西坦

【体内过程】人体口服吸收后，血中原药消除半衰期平均22分钟，4小时后血药浓度已难测出。动物实验证明，本品主要分布于胃肠道、肾、肝、脑和血液。24小时后，77%～85%由尿中排出，4%从粪便中排出。尿中主要代谢产物为N-对甲氧基苯甲酰氨基丁酸和5-羟基-2-吡咯烷酮。

【临床应用】适用于中、老年记忆减退和脑血管病后的记忆减退。

【不良反应】本品不良反应较少，偶见口干、厌食、便秘、头昏、嗜睡，停药后消失。对本品过敏者禁用。

吡硫醇

【体内过程】吡硫醇口服 2～4 小时血中药物浓度达峰值，在中枢神经系统内维持 1～6 小时，并在体内完全代谢。

【药理作用】本品系维生素 B_6 的衍生物，能促进脑内葡萄糖及氨基酸代谢，改善全身同化作用，增加颈动脉血流量，增强脑功能。对边缘系统和网状结构亦有一定作用。

【临床应用】适用于脑外伤后遗症、脑炎及脑膜炎后遗症等的头晕胀痛、失眠、记忆力减退、注意力不集中、情绪变化的改善；亦用于脑动脉硬化、老年痴呆性精神症状等。

【不良反应】偶可引起恶心、皮疹等，停药后即可恢复。

第五节　其他类药物

盐酸美金刚

盐酸美金刚又称为易倍申，是唯一一个用于阿尔茨海默病的 NMDA 受体拮抗剂。

【体内过程】该药绝对生物利用度为 100%，食物不影响吸收。血浆蛋白结合率为 45%。在人体内，约 80% 以原形存在，代谢产物不具有 NMDA 拮抗活性，离体试验中未发现本品经细胞色素 P450 酶系统代谢。平均 84% 的本品在 20 日内排出体外，99% 以上经肾脏排泄。本品的消除半衰期为 60～100 小时。

【临床应用】用于中、重度 AD。

【不良反应】常见不良反应（<2%）有幻觉、头晕、意识混沌、头痛、疲倦。少见的不良反应（0.1%～1%）有焦虑、肌张力增加、呕吐、膀胱炎、性欲增强。有惊厥史的患者曾有癫痫发作。

【药物相互作用】

（1）合并使用 NMDA 受体拮抗剂时，左旋多巴、多巴胺受体激动剂和抗胆碱能药物的作用可能会增强，巴比妥类和神经阻滞剂的作用有可能减弱。

（2）与抗痉挛药物合用会改变这些药物的作用效果，需调整剂量。

（3）与金刚烷胺同属 NMDA 拮抗剂，应避免合用。也不应与氯胺酮、右美沙芬合用。有报道称，易倍申与苯妥英合用使风险增加。

（4）与其他药物如雷尼替丁、西咪替丁、普鲁卡因胺、奎尼丁、奎宁、尼古丁合用时，因共用肾脏阳离子转运系统，可能产生相互作用，使血浆水平升高。

（5）与氢氯噻嗪合用会使其血浆水平下降。

维生素 E

【体内过程】维生素 E50%～80% 在肠道吸收（十二指肠），吸收需要有胆盐与饮食中脂肪存在以及正常的胰腺功能，与血中 β 脂蛋白结合，贮存于全身组织，尤其是在脂肪组织中，储存量可高达供 4 年所需，肝内代谢，经胆汁和肾排泄。

【临床应用】维生素 E 是一种基本营养素，属于抗氧化剂，可结合饮食中的硒，防止细胞膜及其他细胞结构的多价不饱和脂肪酸免受自由基损伤；保护红细胞免于溶血，保护神经与肌肉免受氧自由基损伤，维持神经、肌肉的正常发育与功能。亦可能为某些酶系统的辅助因子。

【不良反应】长期服用大量（每日量 400 ～ 800mg），可引起视力模糊、乳腺肿大、腹泻、头晕、流感样综合征、头痛、恶心及胃痉挛、乏力软弱。长期服用超量（一日量大于 800mg），对维生素 K 缺乏患者可引起出血倾向，改变内分泌代谢（甲状腺、垂体和肾上腺），改变免疫机制，影响性功能，并有出现血栓性静脉炎或栓塞的危险。

【药物相互作用】

（1）大量氢氧化铝可使小肠上段的胆酸沉淀，降低脂溶性维生素 E 的吸收。

（2）避免香豆素及其衍生物与大量本品同用，以防止低凝血酶原血症发生。

（3）降血脂药考来烯胺和考来替泊，矿物油及硫糖铝等药物可干扰本品的吸收。

（4）缺铁性贫血补铁时对维生素 E 的需要量增加。

（5）本品可促进维生素 A 的吸收，肝内维生素 A 的贮存和利用增加，并降低维生素 A 中毒的发生；但超量时可减少维生素 A 的体内贮存。

超氧化物歧化酶

超氧化物歧化酶（SOD）是一类重要的抗氧化金属酶。广泛存在于生物体各组织内。SOD 可清除体内的超氧阴离子，防止脂质过氧化，抑制脂褐素的形成。SOD 还可以具有抗辐射、治疗炎症和自身免疫性疾病、治疗老年白内障等。临床试用于脑缺血再灌注损害。但由于 SOD 具有抗原性、（1/2 过短和不能透过血脑屏障等缺点，限制了其临床应用。

雌激素

天然雌激素包括雌二醇（E2）、雌酮及雌三醇。E2 最常用于治疗妇女绝经期综合征及骨质疏松、转移性乳腺癌、男性前列腺癌。

雌激素能够改善绝经后妇女的认知能力，降低痴呆发生率。雌激素能降低 AD 的危险性及延缓 AD 的发病年龄。另外，雌激素还可升高血浆高密度脂蛋白。具有抗氧化、减少淀粉样蛋白沉积对细胞损害、促进神经元修复、防止其死亡。

雌激素能抑制脑内乙酰胆碱转移酶活性随年龄增加而降低，促进乙酰胆碱的合成；促进胆碱能神经元生长和生存，减少脑内淀粉样蛋白沉积。E2 能阻断谷氨酸的兴奋毒性作用和 DNA 变性，特别是 E2，在鼠和人的原代神经细胞培养中，能降低 Aβ 的释放；E2 还能翻转卵巢切除后引起的脑 Aβ 增加。

雌激素可引起高血压、非转移性乳腺癌、子宫肌瘤、乳腺纤维囊肿等，需要严格掌握用药的适应证。

脑活素

脑活素又称脑蛋白水解注射液、施普善。

【性状】本药是采用生物技术标准化的酶学降解法用纯化的猪脑蛋白所制造的一种肽制剂。应用于注射或滴注的溶液中，不含蛋白、脂肪及其他抗原性物质。

【临床应用】用于注意及记忆障碍的器质性脑病性综合征；原发性痴呆；血管性痴呆；混合性痴呆；卒中、颅脑手术后的脑功能障碍；脑挫伤或脑震荡后遗症；脑血管代偿机能障碍；神经衰弱及衰竭症状。

【不良反应】注射过快会有轻度热感，极少数病例会出现寒战，轻度发热。对本药过敏，癫痫持续状态，癫痫大发作，严重肾功能障碍患者禁用。

非甾体类抗炎药

非留体类抗炎药（NSAIDs）是一组应用最为广泛的抗炎药物。主要用于类风湿性关节炎、疼痛性骨关节炎（关节病、退行性骨关节病）的治疗。最先将抗炎药与老年痴呆（AD）相联系的是 1990 年 McGeer 的报道，他发现长期服用常规剂量 NSAIDs 的类风湿性关节炎患者，其 AD 的发生率明显降低。流行病学资料也显示，长期应用 NSAIDs 可降低 AD 发病率。而且，使用 NSAIDs 患者较之于不使用 NSAIDs 患者，其使用时间越长，罹患老年痴呆症的风险亦越低。

NSAIDs 的作用靶点是抑制环氧合酶（COX）的活性。COX 是一种膜结合性血清蛋白和糖蛋白。迄今为止人们已发现 COX 至少有 COX-1、COX-2 和 COX-3 三种亚型，它们在结构上具有高度相似性，但是在作用底物、抑制选择性、细胞内定位及生理病理功能上不同。

糖皮质激素

糖皮质激素的作用广泛而复杂，且随药物剂量的不同而变化。主要作用包括对代谢的影响（糖、蛋白、脂肪酸、水电解质等）、抗炎、免疫抑制及抗过敏、抗休克等。其中，对中枢神经系统的作用以往都是作为该类药物的不良反应而被提及。比如，大剂量使用糖皮质激素后，会出现欣快、激动、失眠等，甚至诱发精神失常、癫痫发作。

然而，近年来的研究发现，糖皮质激素对学习与记忆的过程有促进作用。给动物注射中等剂量的地塞米松后，可增强被动性回避任务的记忆水平；但同时，动物在水迷宫空间任务测验中的记忆成绩受损。

这可能是由于水迷宫任务比回避任务应激程度强，因而引起循环系统中内源性皮质酮明显增高。提示药物剂量与任务刺激程度相关联。基底外侧杏仁核（BLA）是这一记忆调节系统的关键部位。该部位与海马及其他脑区协同，促成糖皮质激素对记忆巩固和提取阶段产生不同的影响。动物实验表明，选择性损毁 BLA 可以阻断在被动性回避任务中注射地塞米松对记忆的促进作用。BLA 影响记忆巩固的过程还涉及伏隔核（Nac），Nac 损毁可阻断注射地塞米松在被动性回避任务中对记忆的促进。这些结果提示，外周躯体注射糖皮质激素及相关药物对记忆的影响过程中也有杏仁核的参与。

除此之外，大剂量糖皮质激素还可以防止和减轻自由基所致的脂质过氧化反应，使毛细血管通透性降低，改善线粒体和溶酶体等结构的功能。研究表明，大剂量的甲泼尼龙能通过抑制氧自由基介导的脂质过氧化反应而保护神经细胞。甲磺酸替拉扎特（21－氨基类固醇）能通过血脑屏障而无糖皮质激素的严重副作用，是较理想的自由基清除剂。甲磺酸替拉扎特是 21－类固醇类脂质过氧化物阻断剂，作为糖皮质激素的替代品被开发的非糖皮质激素，被认为具有神经保护作用以及血管内皮细胞的保护作用，其抗脂质过氧化作用是通过自由基清除和细胞膜的稳定化作用来实现的。动物实验证实，甲磺酸替拉扎特能通过防止脂质过氧化而减小动物脑梗死面积，但在临床实验中并没有取得满意的疗效。临床应用于脑梗死和蛛网膜下腔出血，脑功能恢复明显，具有良好预后的患者增加了 21%。糖皮质激素的这些作用提示它在促智作用基础研究及临床应用方面有良好的前景。

胞磷胆碱

胞磷胆碱又称胞嘧啶核苷、二磷酸胞嘧啶胆碱、二磷酸胆碱、尼古林、胞二磷胆碱、尼可林、尼可灵等，为核苷酸衍生物。

【体内过程】本品静脉注射后 30 分钟，血药浓度降至给药后立即测定值的 1/3，在 1～2 小时内基本稳定在 30 分钟时的 1/2。大部分药物在 2 小时内转移到尿中。肝脏分布浓度最高，约占 10%，脑组织只占 0.1%，但在注射 30 分钟后逐渐回升，至 3 小时达峰值，在损伤侧的脑内药物含量明显高于未损伤侧。

【临床应用】

（1）急性颅脑外伤和脑手术引起的意识障碍，脑梗死急性期的意识障碍。

（2）脑卒中后遗症、脑卒中偏瘫患者的上肢机能的恢复，但需要用药一年以上。下肢的麻痹程度较轻时用本品也有效，需与内服脑代谢促进药及脑循环改善药同用。

（3）也可用于其他中枢神经系统急性损伤引起的功能和意识障碍（如偏瘫、运动障碍、运动性麻痹、失语症、记忆丧失、定向力障碍、催眠药中毒等）。

（4）对左旋多巴无效或不能给予左旋多巴但震颤明显的震颤麻痹有效，但应与抗胆碱药合用。

（5）本品与蛋白分解酶拮抗药合用可治疗急性胰腺炎、慢性再发性胰腺炎的急性变化期、术后的急性胰腺炎。

【不良反应】

（1）中枢神经系统：偶见失眠，头痛、眩晕、兴奋、痉挛等。用于脑卒中偏瘫时，偶见麻痹肢体出现麻木感或麻木感增强。

（2）消化系统：偶见恶心，食欲不振等。

（3）循环、呼吸系统：偶见休克症状，若出现血压下降、胸闷、呼吸困难等，应立即停药。

（4）偶见肝功能异常和热感。

第六节　促认知药的应用原则

由于促认知药物的化学结构、作用靶点及对认知功能影响的不同，其临床应用的适应范围也有很大差别。因此，在选择该类药物时要充分考虑患者的情况以及药物的特点。另外，由于认知功能的改善需要相当长的时间，所以，药物的不良反应也是选择药物的参考依据。一般的应用原则是：

（1）根据临床诊断、疾病分型、病程及治疗病史，确定药物种类。

（2）同一类型的药物不宜联合应用。不同类型的药物联合应用时，要充分考虑药物相互作用的因素。

（3）长期使用后，要严密观察不良反应并及时处理。

（4）对于其他类的改善认知药物，比如，雌激素、糖皮质激素、他汀类降脂药物，由于其临床疗效还未得到广泛的认可，因此，其临床应用要慎重，要更加严格掌握适应证。

第十章　治疗精神活性物质依赖药物

20 世纪 70 年代以来，吸毒这一人类社会的邪恶之火在我国死灰复燃。以海洛因为代表的阿片类毒品现已波及全世界，给吸毒者、吸毒者的家庭和社会带来严重的危害。20 世纪 90 年代以来，苯丙胺类中枢兴奋剂在西欧、北美、东南亚一些国家和地区滥用的势头迅猛增长，甚至超过了海洛因、可卡因等传统毒品，这些毒品的泛滥不仅给国家带来了巨大的直接经济消耗，而且在公共卫生、国家安定、社会生产等各个方面都带来不可估量的间接损失。因此如何从医学角度出发解决这些精神活性物质引发的精神障碍就成为广大医务人员面临的重要课题，精神活性物质依赖的治疗药物是指能用于治疗精神活性物质躯体和 / 或精神依赖的一大类药物。

精神活性物质从概念上讲属于医学范畴，是指一大类能够影响人类心境、情绪、行为或者能够调节人类的精神、情绪和行为反应，并具有致躯体和（或）精神依赖作用的物质。人们使用这些物质后能够获得或保持某种特殊的生理和心理状态，因此这些物质常在临床上被作为药物用于治疗疾病。由于其潜在的致依赖性，使用者在用药一段时间后，其用药目的往往就不再是维持正常的生理或心理状态，而是为了感受该类物质所带来的欣快性精神效应，或为了避免由于停用该类物质所致的戒断症状和严重的不适感。与之相比较，毒品则是一种社会学概念，是指具有很强的成瘾性且被法律禁止在社会上使用的精神活性物质，它包含的范围相比精神活性物质要小得多。在我国，作为毒品的物质主要包括阿片类、可卡因类、大麻及中枢神经系统兴奋剂等几大类。

根据不同物质的药理学特点，目前精神活性物质主要可以分为如下5类：

1. 中枢神经系统兴奋药　此类物质能引起中枢神经系统的兴奋。主要有可卡因类和苯丙胺类，还包括哌醋甲酯类和咖啡因类。可卡因类是目前影响最为严重的一类中枢神经系统兴奋药，在美洲许多国家此类物质的滥用最为广泛；早期包括可卡因碱、盐酸可卡因、古柯叶、古柯糊等，近年来新型且应用方便的克赖克逐渐取代了普通可卡因。苯丙胺类是近年来日渐流行的一类中枢神经系统兴奋药，包括苯丙胺、甲基苯丙胺、摇头丸等；目前在亚洲许多国家包括日本、韩国和中国流行的主要是甲基苯丙胺（即冰毒）。

2. 中枢神经系统抑制药　此类物质能显著抑制中枢神经系统功能，主要包括镇静、催眠及抗焦虑药，如巴比妥类、苯二氮䓬类等。

3. 麻醉性和非麻醉性镇痛药　麻醉性镇痛剂主要是指阿片类药物，包括天然的阿片、吗啡、可待因等，也包括一些人工合成的阿片类药物如海洛因、哌替啶（度冷丁）、二氢埃托啡等。

非麻醉性镇痛药在临床上的使用极其广泛，基本属于非处方药。主要包括阿司匹林、对乙酰氨基酚和布洛芬等药或其与咖啡因及镇静药组成的复方，长期使用也很容易成瘾。

4. 致幻剂　包括许多能改变意识状态或感知觉的物质，这类物质均具有很强的成瘾性，均能引起用药者短时间的感知觉异常，使人如入幻境。大麻是最古老的致幻剂，其主要成分为 Δ^9-四氢大麻酚，可诱导宁静和欣快松弛的情绪改变，剂量稍大可使人进入梦幻进而陷入深沉而爽快的睡眠之中；滥用成瘾后则表现为情态萎靡和缺乏进取精神等表现。因此尽管大麻的耐受性较低，也已被国际禁毒公约列入麻醉品行列。除大麻外，致幻剂还包括麦角酰二乙胺、仙人掌毒素、西洛西宾等物质。近年来出现的苯环基哌啶（PCP）在使用时易产生兴奋、飘忽与酩酊的状态，逐渐替代了传统意义上的致幻剂。

5. 其他　除上述主要的精神活性物质外，许多化学物质均在一定程度上具有致精神和（或）躯体依赖潜能，例如烟草、酒精及丙酮、苯、二甲苯、发胶、胶水、汽油等一些有机溶剂，均有可能作为成瘾性物质在社会上滥用。

上述精神活性物质与机体长期相互作用后会造成一种病理性精神或身体状态，表现为强制性、连续性使用该类物质的行为，也即用药者对药物产生了依赖性。精神活性物质依赖是一组心理和生理上的综合征，服用者尽管明白使用精神活性物质会带来严重的危害，但不能停止使用该类物质，表现为强迫性觅药行为、强迫性用药行为以及停药后戒断症状的发生，因此这一类疾病已被定义为慢性复发性脑病。

精神活性物质依赖可分为躯体依赖和精神依赖。躯体依赖也称为生理依赖，它是由于反复用药所造成的一种病理性适应状态，表现为停药时患者发生的戒断症状。停用精神活性物质后，主要的戒断症状通过脱毒治疗后在短时间内即可消除；但此后较长一段时间内患者仍然不能达到身心健康的完美状态，常常会遗留有若干种难以处理的症状，例如失眠、焦虑、抑郁、体力不支和心境恶劣等，这些症状被称为稽延症状。

精神依赖也称为心理依赖。精神活性物质可诱导用药者产生一种愉悦或欣快的感觉，驱动用药者为追求这种感觉而反复使用药物，表现为对药物的强烈渴求、强迫性觅药行为和强迫性用药行为。多数精神活性物质兼具躯体依赖性和精神依赖性，少数致幻剂则只有精神依赖性。

第一节　治疗酒精依赖药物

饮酒是一种极为普遍的公众行为：但酒精滥用和酒依赖则是一种带有强制性的饮酒行为，个体对酒精有强烈的心理渴求，饮酒成了生活中优于其他任何事情的选择，患者对饮酒行为已经失去了控制：急性过量饮酒容易导致酒精中毒，表现主要是兴奋、话多、自我节制能力降低、易激惹、好斗，症状加重则出现嗜睡、昏睡、昏迷、呼吸抑制甚至死亡。

从数量上讲，酒精的摄入量远远高于其他药物。酒精的摄入量通常以单位（unit）来计算。一个单位是8g（10ml）酒精，相当于半打普通度数的啤酒、一小杯白酒或者一小杯葡萄酒所含的酒精。

当停止饮酒或减少酒量时，患者会表现出一系列的戒断症状。根据出现时间及严重程度可将戒酒症状分为三个阶段：

一期戒酒综合征：末次饮酒6～12小时后出现。首先出现双手震颤，其后烦躁不安。可累及双侧上肢，甚至累及躯干。

二期戒酒综合征：为一期的延续。除上述表现外，患者常出现幻听，此期出现时间在饮酒后24～72小时。本期特点是定向力完整，兴奋激越症状较轻，妄想多为继发性，持续时间相对较长。

三期戒酒综合征：表现为震颤谵妄，常发生于饮酒后72小时。患者定向力丧失，注意力及记忆力明显受损，紧张、焦虑乃至惊恐发作，甚至会跳窗而逃，常需进行保护性约束。

末次饮酒后72～96小时，严重患者还有可能出现戒酒性抽搐，常为全身性大发作，偶可见癫痫持续状态。

治疗酒精依赖也可分为脱毒期治疗和脱毒后防复发治疗两个阶段。

（一）脱毒期治疗

急性酒精中毒可用阿片受体拮抗药纳曲酮治疗，可以逆转酒精中毒并降低饮酒的正性强化作用。出现戒酒综合征时，一般采用苯二氮䓬类药物控制，这是利用此类药物与酒精具有交叉耐受的特性。一般选取半衰期较长的适西泮或氯氮䓬治疗。根据饮酒量、饮酒总时间及戒酒症状的严重程度及患者年龄确定给药剂量。

（二）巩固期治疗

酒增敏药物是指能够与乙醇相互作用，使体内乙醇及其代谢产物减慢，增加体内乙醇或其代谢产物浓度的药物。使用此类药物后一旦饮用含酒精的饮料会出现各种不适症状。以戒酒硫为代表药物。

阿坎酸钙

阿坎酸钙，即乙酰高牛磺酸钙，其化学结构与内源性氨基酸高牛磺酸相同，是神经递质 γ-氨基丁酸（GABA）和神经调质牛磺酸的类似物。临床上用于治疗酒精滥用和依赖障碍。

【体内过程】口服绝对生物利用度11%。每次口服阿坎酸钙缓释片2片（333mg/片），每日3次，血浆药物浓度5日内达到稳态，平均稳态血药浓度为350ng/ml，达峰时间为口服后3～8小时。同时进食，可降低生物利用度，但是，食物对吸收的影响不具临床意义，不必调整药物剂量。由于阿坎酸钙不在肝脏代谢，故轻、中度肝损害对阿坎酸钙的药代学指标影响不明显，无须调整临床用量。阿坎酸与血浆蛋白结合率较低，主要以原形通过肾脏排泄。

【临床应用】阿坎酸钙主要用于酒精滥用和依赖障碍的维持治疗。

临床上常与阿片受体拮抗剂纳曲酮合用。社会心理支持治疗有助于提高阿坎酸钙的临床疗效。

阿坎酸钙对于酒精滥用和依赖障碍先期脱毒治疗的疗效不是十分理想，对于酒精多药滥用的治疗未作系统的评价，疗效不确定。对阿坎酸钙过敏者或严重肾功能损害（肌酐清除率 <30ml/min）的患者禁用。

【不良反应】在临床研究中，阿坎酸钙耐受良好。主要的不良反应表现为腹泻、厌食、胀气、恶心等消化系统反应。偶见头痛、心悸、口干、焦虑、皮肤瘙痒等。

【药物相互作用】阿坎酸钙与酒精同时服用对各自的吸收、分布、代谢、排泄无明显影响。与双硫仑、安定不存在药物相互作用，药代学的影响不明显。

可以与抗焦虑剂、镇静催眠药（包括苯二氮䓬类）、非阿片类镇痛药合用。与抗抑郁药物合用时，可能患者的体重变化较为明显。

戒酒硫

戒酒硫又名双硫醒、酒畏。

【体内过程】有关戒酒硫药代学的特征及其相关参数并不十分清楚。口服戒酒硫 80% ～ 95% 从胃肠道吸收。并迅速分布至各组织和器官，如肝、脾、肾、脂肪组织以及中枢神经系统。可以被代谢为二乙基二硫代氨基甲酸酯以及各种二硫化物。二硫化碳是双硫仑终末产物之一。难吸收部分经粪便排泄，中间或终末代谢产物经尿液排出，挥发性代谢产物经肺呼出。

【临床应用】戒酒硫用于治疗慢性酒精滥用和依赖。患者必须坚持每日不间断地服药治疗，直到患者已经完全建立了持久的自控能力。

根据患者个人的情况，维持治疗需要持续数月，甚至数年。在临床应用中，下列情况值得注意：

（1）戒酒硫对于患者强烈的酒精渴求无明显的药理作用。因此，接受双硫仑治疗的患者必须有强烈的戒酒的欲望和动机。这是取得良好疗效至关重要的条件。

（2）社会心理支持治疗可以明显提高戒酒硫的临床疗效。

（3）治疗前，必须充分告知患者双硫仑的药理作用和特点以及厌恶反应的性质和原理，避免服用含酒精的药物（如止咳糖浆）或食物。

（4）对戒酒硫过敏者禁用。曾服用过酒精、乙醛、副醛或类似物的病人，应该确定体内完全排泄后，再实施戒酒硫治疗。

（5）建议建立治疗卡，记录戒酒硫使用的时间、剂量、疗效，不良反应以及厌恶反应等。

（6）戒酒硫可以与镇静催眠药（如巴比妥类药物）合用。但应注意不良反应，尤其是新的药物滥用与依赖。

（7）戒酒硫–酒精厌恶反应可能加重其他伴发的躯体疾病，如糖尿病、甲状腺功能低下、癫痫、脑损伤、急慢性肾炎、肝坏死以及肝功能不全。故应密切观察。建议定期作血常规和生化检查。

（8）戒酒硫从体内消除较慢，故停药 1～2 周，饮酒时仍可能出现厌恶反应。

（9）长期使用双硫仑不会产生耐受性。治疗时间越长，患者对酒精的反应越敏感。在戒酒硫治疗期间，患者对酒精反应迟钝，甚至缺乏，说明患者存在漏服的可能性。

（10）头孢类药物和咪唑衍生物，如头孢曲松钠、头孢哌酮、头孢噻肟、甲硝唑、替硝唑、酮康唑、呋喃唑酮等，此外，氯霉素、甲苯磺丁脲，格列本脲、苯乙双胍等均可引起戒酒硫样反应，故在单独使用上述药物，或与戒酒硫合用时，应予以注意，并告诉患者相关知识。

【不良反应】服用戒酒硫时，可能出现视神经炎、周围神经炎以及多发神经炎、胆汁阻塞暴发性肝炎，也可见皮疹。偶发一过性困倦、疲乏、性功能低下、头痛、过敏性皮炎。高剂量时，可能引发精神病样症状。但需要与酒精戒断所致精神障碍相鉴别。戒酒硫对肝脏具有毒性作用，死亡率较高，病理组织学多表现为过敏反应。肝活检发现，有嗜酸性粒细胞浸润则预后良好，而肝实质细胞减少则预后不良。

【药物相互作用】戒酒硫可以抑制其他药物肝酶的诱导作用，合并使用时，应适当调整剂量。戒酒硫可与头孢类药物、咪唑衍生物、安定、阿米替林等可发生相互作用。安定可以减轻戒酒硫－酒精厌恶反应。而头孢类药物、咪唑衍生物、阿米替林等则引发或是加强这种作用。

吐根碱

吐根碱又名依米丁。

【体内过程】口服能引起剧烈呕吐，深部皮下注射易吸收。吸收后主要分布在肝、肺、肾、脾及肠壁，主要经肾脏排出。在体内有蓄积性，停药 1～2 个月后，尿中仍可测到。

【临床应用】可作为酒精滥用的辅助治疗，也可用于其他药物中毒的解毒治疗。

【不良反应】本品毒性较大，排泄缓慢，易蓄积中毒，因此不宜长期使用。主要不良反应表现为心肌收缩力减弱、诱发心脏传导阻滞、心动过速、呼吸困难、心电图异常、心律失常，还可引起神经肌肉接头部位阻断，无力、肌痛、肌颤和肌肉僵直等反应。重症心脏病和高度贫血及肝肾功能减退者、手术前病人、老弱患者、孕妇禁用。

第二节　治疗尼古丁依赖药物

烟草是多年来在我国境内滥用最为广泛的一种精神活性物质。烟草中的尼古丁，即烟碱，是烟草中主要的依赖性生物碱。尼古丁主要通过作用于脑神经细胞的 N– 乙酰胆碱受体，使阳离子内流进入细胞并诱导神经细胞兴奋性增加。烟碱也能作用于中脑 – 边缘系统，产生正性强化效应。此外，烟碱还能兴奋肾上腺髓质使其释放肾上腺素，引起机体血压升高、呼吸兴奋，但其作用均是首先兴奋，其后很快抑制。

烟碱依赖者在停药后的主要表现有唾液分泌增加、头痛、失眠、易激惹、注意力及操作能力下降、坐立不安、渴求增加。除此之外，还有心率减慢、血压下降等自主神经活动的改变。

目前对烟草滥用的治疗方法主要有淡化性治疗和药物治疗。淡化性治疗主要依靠患者逐渐递减吸烟的数量最终达到戒烟目的，主要依靠调动患者的自制能力来达到疗效。为缓解戒断症状，也常用下述药物治疗。

一、烟碱替代治疗

用烟碱替代品使烟碱在血液中保持一定的浓度，维持其活性；其后逐渐递减替代品用量以达到戒烟的目的。在美国和其他国家已经有 5 种烟碱替代品被用作治疗尼古丁依赖的一线药物，包括缓释经皮尼古丁贴剂，快速作用的剂型如尼古丁口胶剂（口香糖型），尼古丁喷鼻剂，尼古丁吸入剂及尼古丁锭剂。

二、烟碱受体拮抗剂

烟碱受体拮抗剂可竞争性抑制烟碱与其受体结合，减少吸烟时烟碱的正性强化作用，使患者在吸烟时达不到预期的兴奋效果。神经节阻滞剂美加明是高亲和力 N- 乙酰胆碱受体离子通道的非竞争性拮抗剂，用于戒烟的合理性在于它可减少与吸烟有关的满足感和迫切性。

三、抗抑郁药

烟碱依赖患者在戒断后较长时间内会发生不同程度的抑郁、焦虑、失眠等稽延症状，因此用抗抑郁剂安非他酮治疗有明确的疗效。

安非他酮

安非他酮（氨非他酮）属于氨基酮类，不同于其他抗抑郁剂的化学特性，是一种既有多巴胺能又有肾上腺素能作用的非典型抗抑郁药。其缓释剂型在 1997 年由美国 FDA 认证，并首次被用作非尼古丁类药物治疗尼古丁依赖者的戒断症状，已被用于尼古丁依赖者的一线治疗。

【体内过程】安非他酮口服吸收达 80% 以上，血浆达峰时间为 1～3 小时，半衰期为 6～10 小时；在肝脏中被代谢转化为羟基安非他酮和苏（赤）- 去氢安非他酮，后者的半衰期较母药长，但药理活性弱，二者均经肾脏排泄。

【临床应用】适用于对其他抗抑郁药疗效不显著或不能耐受的抑郁患者的治疗，可与其他尼古丁替代药物联合使用治疗尼古丁依赖。

【不良反应】副作用轻，主要有不安、恶心、呕吐、偏头痛、便秘、皮肤过敏及使精神症状加剧。安非他酮的主要禁忌证为有癫痫病史者，癫痫发作率＜ 0.1%，主要见于剂量超过 450mg/ 日；因此，有癫痫、严重脑外伤等病史的患者不宜使用此药。

【药物相互作用】

（1）细胞色素 P4502D6 代谢的药物体外试验表明安非他酮和羟安非他酮是 CYP2D6 酶的抑制剂，故正在使用 CYP2D6 酶代谢药物治疗的患者在服用安非他酮时，应当考虑减少原来药物的剂量，特别是那些治疗指数窄的药物。这些药物包括某些抗抑郁药物（如去甲替林，米帕明，地昔帕明，帕罗西汀，氟西汀，舍曲林）、抗精神病药（如氟哌啶醇，利培酮，硫利达嗪）、β-肾上腺素受体阻断剂（如美托洛尔）、抗心律失常药物（如普罗帕酮，氟卡尼），同时在合并治疗开始时应当使用最小剂量。

（2）MAO 抑制剂动物研究显示单胺氧化酶抑制剂（MAOIs）苯乙肼可以增加安非他酮的急性毒性。

（3）左旋多巴临床资料表明同时使用安非他酮和左旋多巴后，副作用发生率可能提高。服用左旋多巴的患者同时服用本品时应谨慎，从最小剂量开始使用，然后逐渐加量。

（4）降低癫痫发作阈值的药物本品与降低癫痫发作阈值的药物（如抗精神病药物，抗抑郁药物，茶碱，类固醇化合物等）合用或突然中断苯二氮䓬类药物治疗后使用本品时应减少剂量，剂量的增加应缓慢。

去甲替林

【体内过程】去甲替林经羟化或 N- 氧化代谢，大部分代谢产物均以结合和游离形式经肾脏排出。

【临床应用】提高情绪、减轻焦虑、改善睡眠等，能够减轻尼古丁戒断后的负性情感，可用做治疗尼古丁依赖的二线药物。适用于各种重症抑郁症、严重的抑郁状态、抑郁症的早期治疗。

【不良反应】主要不良反应是：口干、头晕、手颤和视物模糊。

除上述药物，尼古丁依赖也可以用可乐定、醋酸银、纳曲酮、东莨菪碱或中药等进行治疗，也能达到良好的效果。

醋酸银

醋酸银厌恶疗法是当人的口腔内存在醋酸银时，吸烟以后会产生令人不快的苦涩味道，这种不良反应作为一种恶性刺激诱导吸烟者建立起一种条件反射，就能减少吸烟时的正性强化作用，提醒滥用者戒烟。

第三节　治疗阿片类依赖药物

在众多的精神活性物质中，阿片类药物是对人类社会危害历史最长的一类精神活性物质，以海洛因为代表的阿片类毒品滥用现已波及全国几乎所有的省、市、县。阿片类物质的药理学特征是能产生镇痛、镇静、镇咳、呼吸抑制、耐受和依赖等效应。阿片类药物仍是作用最强的一类镇痛药，主要通过激活阿片受体产生药理作用。然而，在发挥镇痛作用的同时，阿片类药物还能通过调节多巴胺系统功能而引起用药者的高度欣快感，而且长期用药后突然撤药会引起单胺类神经递质的过度激活，发生戒断综合征，这两方面的作用最终导致了阿片类药物诱导的精神和躯体依赖。阿片类药物滥用的治疗一般可分为三个阶段，即脱毒治疗、防复吸治疗及社会心理康复治疗。前两阶段通常使用药物同时配合心理康复治疗，而第三阶段则主要依赖于社会群体的监督治疗以及心理干预，本节主要介绍用于前两个阶段的治疗药物。

一、脱毒治疗药物

临床大量观察表明，阿片类药物躯体依赖有明显的自限性。在不用任何药物治疗的情况下，停用阿片类药物 7 ~ 10 天，躯体依赖就会自然消失。但在这 7 ~ 10 天内机体将经历无法忍受的痛苦。脱毒治疗是指通过一定的医学生物学干预手段减轻停用阿片类药物所致的戒断综合征以及停药后较长时间仍存在的稽延期症状，目的主要是使接受治疗的患者在安全舒适的状态下顺利渡过这一阶段，减弱此类药物的负性强化作用，防止突然停药所带来的不良生理和心理反应。这一阶段的治疗主要是针对戒断所带来的躯体和心理问题。脱毒治疗的方法很多，包括替代治疗、中药治疗、剥夺意识疗法、"冻火鸡"疗法等等。

美沙酮

美沙酮又名美散痛、阿米酮、非那酮。

【体内过程】口服吸收良好，约 1 小时起效，作用可维持 6 ~ 8 小时。血浆蛋白结合率约 90%。主要在肝内代谢为去甲美沙酮和再去甲美沙酮，经尿和粪便排出。尿液 pH 对该药的药代动力学特征影响较大，当尿液 pH 为 5.2 时，半衰期为 19.5 小时，分布容积为 3.51L/kg，35% 经尿中排出；当尿液 pH 为 7.8 时，半衰期为 42.1 小时，分布容积为 5.24L/kg；当尿液 pH 保持在 6.0 以上时，药物主要经粪便排泄。在无尿病人，当每日剂量在 40 ~ 50mg 时，原形药及代谢产物均可充分随粪便排出。

【临床应用】作用与吗啡类似。美沙酮在体内有蓄积作用，可能与其高血浆蛋白结合率有关。美沙酮长期应用也可造成依赖，但其致依赖作用较弱，停药后引起的戒断症状较轻，一般在停药 24 ～ 48 小时后出现。临床主要用于海洛因等阿片类药物成瘾后的脱毒治疗，也可用于镇痛。

【不良反应】恶心、呕吐、便秘、头晕、口干和抑郁等反应常见于用药后起床走动的患者。用于替代治疗阿片类药物成瘾时，过量中毒后常因肺水肿致死。在等效镇痛作用下，其呼吸抑制作用较吗啡明显，故不宜静脉注射给药。美沙酮重复用药可致蓄积，加之个体差异大，故在连续用药过程中应根据患者的反应及时调整剂量。美沙酮不能作为止咳药使用，也不能用于分娩止痛，以免影响产程和抑制胎儿呼吸。美沙酮皮下注射对局部有刺激性，可致疼痛与硬结，故宜肌注。滥用程度与吗啡相同。

【药物相互作用】苯妥英钠和利福平能促进本品代谢。美沙酮维持疗法患者再停药可能引起戒断症状。用西咪替丁预防溃疡的患者，本品的镇痛作用增强。本品注射液如与巴比妥盐类、氯化铵、肝素钠、氨茶碱、碳酸氢钠、磺胺嘧啶钠、硝基呋喃妥因钠等混合可能产生混浊。

丁丙诺啡

丁丙诺啡又名叔丁啡、布诺啡。

【体内过程】丁丙诺啡各种给药途径均吸收良好，能透过血脑屏障和胎盘屏障，但口服首过效应强，其生物利用度仅为 16%；舌下给药的生物利用度为 50%。血浆蛋白结合率为 96%。舌下用药 2 小时内达血浆峰值，用药后 15 ～ 45 分钟起效，作用维持 6 ～ 8 小时；肌注 5分钟起效，半衰期为 5 小时，作用维持 4 ～ 6 小时。本品血浆浓度与镇痛作用的相关性差。主要以其原形经粪便排泄，部分经肝脏 N- 脱烷基化后由尿液排出。

【临床应用】本品的等效镇痛作用剂量是吗啡的 1/25，其致依赖作用潜能比吗啡小；对胃肠道平滑肌的兴奋作用不明显；久用也可致依赖和滥用。本品可用于麻醉辅助用药以及中、重度疼痛的止痛，如术后疼痛、晚期癌痛、心肌梗死痛等；也可用于海洛因及其他阿片类药物滥用的脱毒治疗。

【不良反应】常见不良反应为嗜睡、恶心、呕吐、出汗和眩晕；偶见口干、便秘、瞳孔缩小、心率减慢、低血压等。呼吸抑制出现较晚，多在给药后 3 小时发生，持续时间长，但其呼吸抑制程度比吗啡轻，且不随剂量增加而加重。大剂量纳洛酮（10mg）才能对抗其呼吸抑制作用。久用也可产生依赖，停药后其戒断症状常出现在停药 30 小时以后，持续 15 日以上，但程度轻于吗啡。

戒毒灵胶囊

戒毒灵胶囊由灵芝、当归、肉苁蓉等组成。

【临床应用】能够减少毒品的吸收从而降低血液中毒品的浓度，促进新陈代谢。该胶囊安全范围大，无明显毒副作用。

针灸戒毒始于 20 世纪 70 年代初期。针灸用于戒毒治疗大多是针对脱毒期及稽延期症状的治疗，韩济生院士很早就研制了 HANS 治疗仪用于脱毒治疗，其治疗效果明确。从作用机制看，针灸能够明显缓解成瘾患者对成瘾物质的渴求，促使毒品排出体外；对戒断期的精神障碍性症状如焦虑、抑郁等有明显的缓解作用，同时能调节体内气机，促进新陈代谢，提高人体免疫力，从而达到有效治疗戒断症状的目的。针灸刺激穴位能引起中枢释放内源性阿片样物质，后者对其缓解戒断症状及稽延症状非常重要。对于戒断症状严重的脱毒治疗患者必须采取药物配合针灸的综合治疗手段才能达到目的。

二、防复吸治疗药物

脱毒治疗主要是针对戒断早期的症状进行的干预。经脱毒治疗后，由于精神依赖性并未得到纠正，患者在心理上会极度渴求再次用药，加之稽延症状的存在和周围吸毒环境的干扰，患者在此期的复吸率极高，脱毒治疗半年内复吸率可高达95%以上。因此，如何预防复吸是当前戒毒工作中的最大的难点。目前常用的防复吸的医学生物学干预模式主要有几种，一是阿片受体拮抗剂纳曲酮；二是美沙酮终身替代；三是以康复治疗为目的的社区治疗模式。近年来韩济生院士采用HANS治疗仪进行防复吸干预也取得了较好的疗效。

纳曲酮

纳曲酮又名环丙甲羟二羟吗啡酮。

【体内过程】口服能迅速完全吸收，血浆浓度1小时达峰。在肝脏中首过效应明显，5%可达体循环。血浆蛋白结合率可达20%，稳态分布容积为16.1L/kg，半衰期约为4小时，总清除率约94L/h。主要代谢产物是6-β-纳曲醇，该产物仍有相当的拮抗活性。原形及其代谢产物主要经尿排出。

【临床应用】本品为阿片受体完全拮抗剂，对k-阿片受体的拮抗作用强度超过纳洛酮，对μ-阿片受体的拮抗作用类似纳洛酮。纳曲酮结构与吗啡类似，与阿片类药物竞争结合阿片受体，但不产生吗啡样激动作用，因此能阻断所有的吗啡样作用。纳曲酮对巴比妥类药物引起的呼吸抑制无对抗作用。临床主要可用于海洛因及其他阿片类药物滥用的防复吸治疗，口服有效，作用时间长，疗效确切，但总体治疗效果与患者接受治疗的自觉性及配合程度相关。该药也可用于治疗酒精滥用。

【不良反应】可引起腹痛、恶心、头痛、无力、抑郁、不安和皮疹等，一般在用药数日后减轻。严重不良反应有诱导转氨酶升高，但在安全剂量下以肥胖者多见。对肝脏的毒性为可逆性的，停药后可恢复；肝功能不良者慎用。肝毒性剂量是安全剂量的 6 倍。

第四节　治疗精神兴奋药依赖药物

一、苯丙胺类药物滥用的治疗药物

苯丙胺类物质是一类化学结构较为相似的中枢神经系统兴奋剂，包括苯丙胺、甲基苯丙胺（MA，俗称冰毒）、亚甲基二氧基甲基苯丙胺（MDMA，俗称摇头丸）及其他苯丙胺类精神兴奋剂。此类药物均具有强烈的中枢兴奋作用和致欣快作用，主要通过作用于儿茶酚胺能神经元突触前膜，促进突触前膜单胺类神经递质的释放、阻止神经递质再摄取、抑制单胺氧化酶活性，最终通过增加突触间隙的神经递质含量而发挥其药理作用。

苯丙胺类药物一次大量使用可导致急性中毒，主要引起中枢神经系统和交感神经系统的兴奋症状，轻度中毒可表现为瞳孔散大、血压升高、脉搏加快、出汗、口渴、呼吸困难、反射亢进等症状；中度中毒表现为精神错乱、幻听、幻视、意识障碍、被害妄想等；重度中毒表现为高血压危象、谵妄、呼吸急促、心律失常、高热、昏迷甚至死亡。处理此类症状的主要原则是针对高热、电解质紊乱和呼吸抑制等表现进行对症治疗，例如采用物理方法或药物降温、足量补液、保持呼吸道畅通、补氧等。对于精神症状一般主要选择氟哌啶醇，后者能阻断苯丙胺类的中枢兴奋作用，常用剂量是 2 ～ 5mg。苯二氮䓬类药物也能起到较好的镇静作用。

苯丙胺类药物长期使用主要表现为精神依赖性，常表现出与阿片相类似的渴求和强迫性觅药行为，但戒断后的躯体症状相对阿片类要轻得多，通常不需要进行药物干预。戒断后期也会有失眠、焦虑、抑郁及其他自主神经功能紊乱表现，可以给予适当的对症治疗。

长期滥用苯丙胺类药物有可能诱导苯丙胺性精神病，临床上主要可采用氟哌啶醇进行治疗。抗抑郁药能够减轻患者的恐惧和抑郁情绪，地西泮等苯二氮䓬类药物则能通过促进 7– 氨基丁酸（GABA）能神经元的活性，提高中枢神经细胞的兴奋阈值并产生非特异性催眠作用，改善戒断期患者的睡眠，减少药物渴求行为并降低复发率，抑制苯丙胺类毒品的中枢神经过度兴奋作用而起到镇静作用。其他多巴胺受体阻断剂例如吩噻嗪类也有一定的治疗效果。

氟哌啶醇

氟哌啶醇又名氟哌丁苯、卤吡醇、氟哌醇。

【体内过程】口服吸收快，血浆蛋白结合率约 92%，生物利用度 40% ～ 70%，口服 3 ～ 6 小时血药浓度达峰值，$t_{1/2}$ 为 21 小时。经肝脏代谢，单剂口服约 40% 在 5 日内随尿液排出，其中为原形药物。活性代谢产物为还原氟哌啶醇，约 15% 由胆汁排出，其余经肾脏排出。

【临床应用】氟哌啶醇有很好的对抗幻觉妄想和兴奋躁动的作用。对于症状严重的精神病患者常选用 2 ～ 5mg 肌注，可视病情调整剂量。

【不良反应】过量后可引起高热、心电图异常、白细胞减少及粒细胞缺乏等中毒症状。不良反应主要表现为锥体外系反应、迟发性运动障碍、口干、视物模糊、乏力、便秘、出汗等。

二、可卡因滥用的治疗药物

可卡因类毒品主要包括古柯叶、古柯糊、可卡因碱、盐酸可卡因以及 20 世纪 80 年代以后出现的可抽吸的克赖克（crack）。大剂量使用可卡因容易使人产生被驱动感，抑郁情绪与欣快感相混杂，过分自信，情感强烈且不稳定；易出现冲动行为，谈话内容不当，思维速度快而混乱。剂量进一步增大时，易出现刻板动作甚至精神病样表现，随后表现为过度疲倦、睡眠增多及抑郁少动。

可卡因的戒断表现不同于海洛因依赖患者，停用可卡因数日后患者才会出现药物渴求感。可卡因依赖者的戒断综合征大致分为三个阶段：即崩溃阶段、撤药阶段和消除阶段。

崩溃阶段的症状在停药后几个小时逐渐出现，主要表现为意识模糊、食欲丧失、激动不安、情绪低落和抑郁，少数患者在此期间还会出现自杀企图或自杀行为。此阶段持续 9 小时到 4 日。

撤药阶段的戒断症状表现与可卡因的药理作用相反。通常在停用可卡因的 1～10 周后出现。初期患者保持对可卡因的低渴求状态，睡眠逐渐恢复正常。随着环境中诱发因素出现，患者又会出现情绪低落、易激惹、抑郁、无力以及对可卡因的强烈渴求行为。此期的病理生理学机制可能与患者自身多巴胺受体处于超敏感状态以及奖赏通路的功能低下有关。

消除阶段患者的情绪和日常生活基本恢复正常，但对可卡因的欣快感仍念念不忘，一旦存在诱发因素患者极易复发。如果此期能够克服渴求感则对可卡因的条件反射会逐渐消除。

目前用于可卡因依赖的治疗药物主要包括抗抑郁药物（三环类抗抑郁药）、DA 受体激动剂（溴隐亭及金刚烷胺）及阿片受体拮抗剂（纳曲酮）。急性可卡因中毒可静脉注射短效巴比妥制剂如硫喷妥钠，反复出现惊厥时可用安定静注。此外钙通道阻滞剂及抗精神病药等也被试用于可卡因滥用治疗。

溴隐亭

溴隐亭又名溴麦角隐亭、溴麦亭、溴克丁。

【体内过程】口服易吸收，但有明显的肝脏首过效应，血药浓度达峰时间为 1 ~ 3 小时，血浆蛋白结合率为 96%。半衰期约为 3 小时，主要在肝脏代谢并经胆汁排出。

【临床应用】本品系 DA 受体激动剂，能减轻可卡因滥用者的心理渴求，对帕金森氏病也有良好的治疗作用。可用于治疗可卡因滥用，对缓解药物渴求行为效果较明显。此外，因其可减少催乳素和生长激素的释放，也可用于产后停乳及催乳素分泌过多症。

【作用机制】本品能激动结节 – 漏斗部和黑质 – 纹状体通路的 DA 受体，能够逆转长期滥用可卡因引起的 DA 受体超敏、DA 耗竭及高催乳素血症。

【不良反应】常见的不良反应有恶心、呕吐、厌食、便秘、腹痛、头痛、眩晕、疲倦、直立性低血压、多动症、运动障碍、精神症状，发生率达 68%。也可出现幻视和幻听，但较少引起运动障碍。大剂量长期使用溴隐亭可导致肺及胸膜纤维化，发生率为 2% ~ 3%。

【药物相互作用】与灰黄霉素合用可减弱溴隐亭的作用；与降压药合用可导致低血压。

金刚烷胺

金刚烷胺又名金刚胺、三环癸胺。

【体内过程】口服吸收完全，半衰期约 16 小时。药物主要以原形经尿液排出。

【临床应用】能增加脑内 DA 浓度，对震颤麻痹有明显疗效，而且能减轻可卡因滥用者的心理渴求行为，其作用起效快，维持时间短。可用于治疗可卡因滥用，对缓解药物渴求行为效果较明显；也可用于治疗帕金森氏病。

【不良反应】常见不良反应有恶心、腹痛、食欲减退、头痛、眩晕、抑郁、失眠、共济失调、精神不安等中枢反应。长期用药后常可见下肢皮肤出现网状青斑和踝部水肿。

【药物相互作用】与抗胆碱药合用时可能引起幻觉、精神错乱以及噩梦。

第五节　治疗精神抑制药依赖药物

目前在临床上使用的镇静、催眠和抗焦虑药主要是巴比妥类和苯二氮䓬类。巴比妥类药物可通过抑制大脑皮层而产生镇静催眠作用；苯二氮䓬类药物的主要药理作用则是抗焦虑、中枢肌松和催眠等。两类药物在临床上主要用于治疗失眠，因此滥用的可能性极大。

巴比妥类药物滥用患者一旦停药会出现严重的戒断综合征，如厌食、虚弱无力、焦虑不安、头痛、失眠、呕吐、体重锐减、心动过速、四肢震颤加重、全身肌肉抽搐或癫痫大发作、高热谵妄甚至死亡。苯二氮䓬类药物滥用者的戒断症状虽不如巴比妥类严重，但个别患者也可能出现严重的戒断反应甚至发生抽搐。

镇静催眠药滥用的治疗原则一般是采用替代递减模式进行脱毒治疗。中、短效作用的镇静催眠药物滥用后可用长效作用的同类药物苯巴比妥或地西泮替代，其后对长效作用者再逐渐减量戒断，减药需要较长时间，常需要 2～3 周甚至更长。脱毒期的辅助治疗也很重要，如癫痫发作者可辅以苯妥英钠；精神障碍者可辅以抗抑郁药，目前使用较多的是曲唑酮；心动过速者则可以辅以普萘洛尔等治疗。

曲 唑 酮

曲唑酮，商品名美抒玉、美舒郁，是一种具有显著抗焦虑和镇静作用的第二代抗抑郁药。

【体内过程】口服吸收良好，血药浓度达峰时间约为 1 小时，与食品同服稍增加吸收。蛋白结合率为 89%～95%，其活性代谢产物在脑内浓度比血浆浓度高，且比母体的生物活性更大，从体内消除也慢。约为 5～9 小时。多以游离和结合形式从尿中排出。肾功能损害者使用本药治疗无明显影响。

【临床应用】具有明显的镇静作用，对苯二氮䓬类药物依赖的患者有良好的替代作用，且该药长期使用无潜在的滥用或依赖性。可用于治疗抑郁症和伴随抑郁症状的焦虑症以及药物依赖者戒断后的情绪障碍。

【不良反应】常见不良反应有嗜睡、疲乏、头晕、头疼、失眠、紧张、震颤、视物模糊、口干、便秘等。偶见体位性低血压、心动过速、恶心、呕吐和腹部不适。极少数患者会出现肌肉骨骼疼痛和多梦。实验室检查偶可发生白细胞总数和中性粒细胞计数减低，若低于正常范围，则应停药观察。对于在治疗期间出现发热、咽喉疼痛或其他感染症状的患者，建议检查白细胞及分类计数。

【药物相互作用】合用地高辛或苯妥英，可使地高辛或苯妥英的血浆水平升高，也能增强酒精、巴比妥类和其他中枢神经系统抑制剂的作用。目前尚缺乏该药和单胺氧化酶（MAO）抑制剂之间发生相互作用的临床经验，故两种药物互换使用时，一般应间隔两周。

第六节　治疗致幻剂依赖药物

致幻剂是在不影响意识和记忆能力的情况下能改变人的知觉、思维和情感活动的一类化合物，可弓I起幻觉和情绪障碍，故也称为迷幻药。

一、大麻滥用的治疗药物

大麻是历史上最早出现的一类致幻剂，其主要的活性成分是四氢大麻酚，此外还有大麻酚和大麻二酚等。大量吸食大麻能导致人的认知能力严重受损，目的性丧失和即刻回忆受损。大麻的躯体依赖性较阿片类、酒精和巴比妥类药物弱，戒断反应相对也较轻微，患者主要表现为激越、不安、食欲下降、失眠、体温降低、发热和震颤，延续4～5日后可渐次消退。大麻中毒可引起中毒性谵妄、急性惊恐发作、急性抑郁反应、宿醉现象和动机缺乏综合征。治疗大麻的戒断综合征和大麻急性中毒，一方面可以采用大麻受体拮抗剂阻断大麻酚的作用，另一方面针对其惊恐和谵妄等可采用镇静催眠药进行对症治疗。对于大麻引起的短时性精神障碍如中毒性精神障碍或焦虑惊恐发作，如果自行消除则不必住院治疗，可给以治疗精神障碍的药物对症治疗；对持续存在的偏执性精神障碍则需使用相应的抗精神病药物如氯丙嗪或氟哌啶醇进行系统治疗。

二、其他致幻剂滥用的治疗药物

其他致幻剂主要包括吲哚烷胺类、苯烷胺类及苯环己哌啶

（PCP）。吲哚烷胺类的代表药是麦角酰二乙胺，苯烷胺类代表药主要是北美仙人球毒碱麦斯卡林。此类致幻剂用药后的表现主要是感知觉障碍和情绪的变化。滥用者可产生幻觉和错觉、空间定向障碍、人格解体、情绪变化、眩晕、体感异常、颤抖，同时可体验到欣快和愉悦的感受。幻觉中以视觉为主，常带有生动、形象和鲜明的人物。患者活动增多，高度警觉和对外界刺激的过激反应。

致幻剂在临床上几乎没有任何药用价值。主要产生心理依赖，戒断症状表现主要是焦虑、抑郁情绪和睡眠增多、食欲增加、非真实感和人格解体，此外还有交感神经系统耗竭的一些其他症状，持续时间可达数月甚至数年。

致幻剂依赖患者在戒断期间一般不需要药物治疗，可适当采取心理支持疗法即可收到较好的效果。长期滥用能引起中毒性精神病，可选用适当的调节精神和情感障碍的药物如地西泮或其他苯二氮䓬类药物进行处理，但不宜选用氯丙嗪等抗精神病药物。急性中毒者应采用相应的对症治疗。

第七节　治疗其他精神活性物质依赖药物

许多有机化学溶剂均具有芳香气味，因此早期在西方常被少部分青少年作为一种集体娱乐形式在一起滥用。挥发性有机溶剂主要包括醇类（包括甲醇、乙醇和异丙醇）、汽油、芳香烃类（包括苯、甲苯、萘、苯乙烯、二甲苯）及亚硝酸类。此类物质的滥用方式主要是鼻嗅和口吸。滥用者对挥发性溶剂具有明确的心理依赖，但是否具有躯体依赖目前尚存在不同观点。部分人可在撤药 6 ~ 24 小时后出现戒断症状，如静止性震颤、易激惹、焦虑、失眠、对刺痛敏感，偶见抽搐和谵妄发生。

挥发性有机溶剂滥用者一般无须特殊的药物治疗。多数可由家庭和社会配合进行心理治疗，让其了解这些有机溶剂对身体的毒性和危害，劝阻他们继续滥用此类物质，通常都能达到较好的效果。但如果患者出现了较为严重的精神障碍，如焦虑和失眠症状，则应当配合相应的镇静、催眠和抗焦虑药物进行治疗。